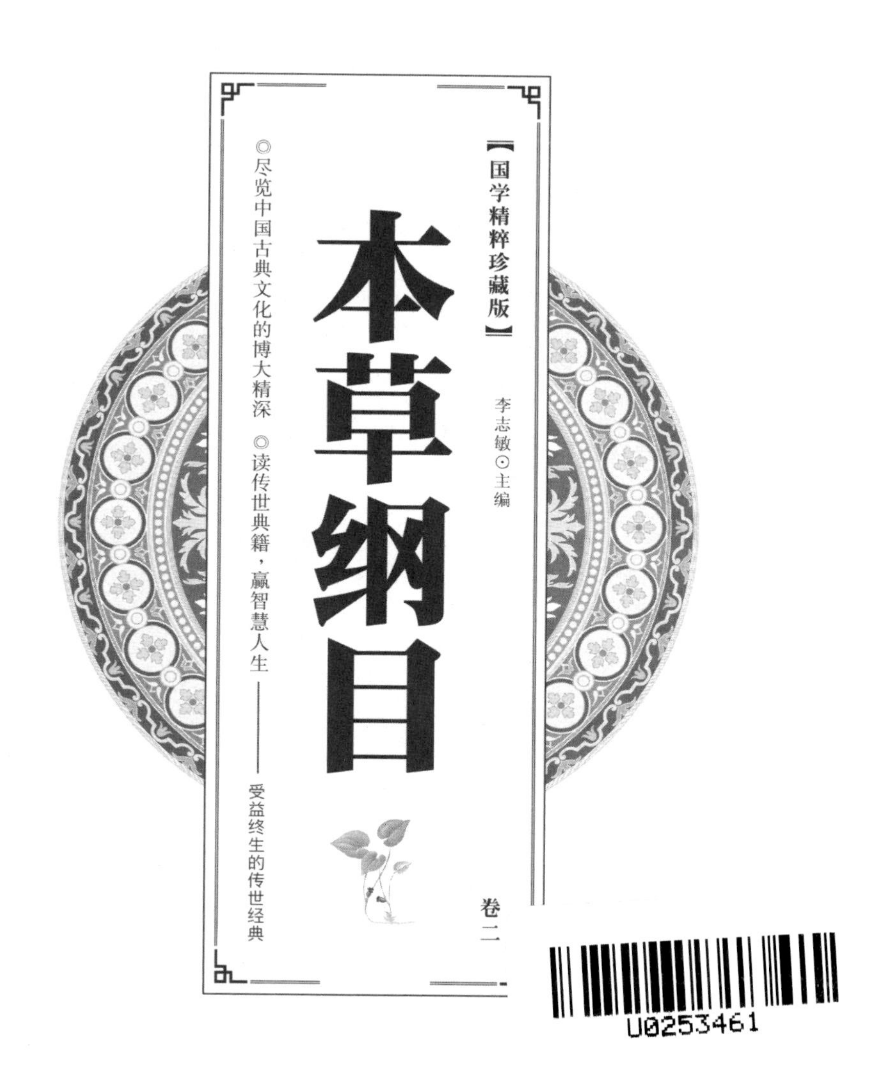

【国学精粹珍藏版】
本草纲目
李志敏⊙主编
◎尽览中国古典文化的博大精深
◎读传世典籍，赢智慧人生
——受益终生的传世经典
卷二
U0253461

民主与建设出版社

大便燥结

（有热，有风，有气，有血，有湿，有虚，有阴，有脾约，三焦约，前后关格）

【通利】

〔草部〕

大黄　牵牛利大小便，除三焦壅结，气筑气滞，半生半炒服，或同大黄末服，或同皂荚丸服。

芫花　泽泻　荛花并利大小便。

射干汁服，利大小便。

独行根利大肠。

甘遂下水饮，治二便关格，蜜水服之，亦傅脐。

续随子利大小肠，下恶滞物。

〔果木〕

桃花水服，通大便。

桃叶汁服，通大小便。

郁李仁利大小肠，破结气血燥，或末或丸，作面食。

乌桕皮煎服，利大小便；末服，治三焦约，前后大小便关格不通。

巴豆　樗根白皮　雄楝根皮

〔石虫〕

腻粉通大肠壅结，同黄丹服。

白矾利大小肠，二便关格，填脐中，滴冷水。

蜣螂二便不通，焙末，水服。

蝼蛄二便不通欲死，同蜣螂末服。

【养血润燥】

〔草部〕

当归同白芷末服。

地黄　冬葵子　吴葵华　羊蹄根　紫草利大肠。痈疽痘疹闭结，煎服。

土瓜根汁灌肠。

〔谷菜〕

胡麻　胡麻油　麻子仁老人、虚人、产后闭结，煮粥食之。

粟米　秫　荞麦　大小麦　麦酱汁　马齿苋　苋菜　芋　百合　葫　苦耽　波菱菜　苦荬菜　白苣　菘　苜蓿　薇　落葵　笋

〔果木〕

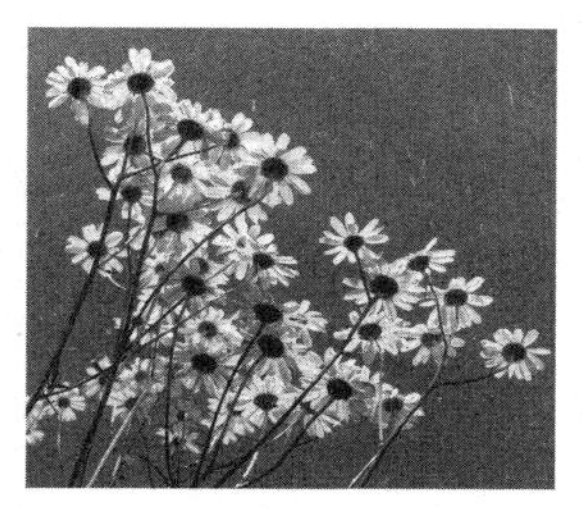

甘蔗　桃仁血燥，同陈皮服。产后闭，同藕节煎服。

杏仁气闭，同陈皮服。

苦枣　梨　萎　柿子　柏子仁老人虚秘，同松子仁、麻仁，丸服。

〔石虫〕

食盐润燥，通大小便，傅脐及灌肛内，并饮之。

炼盐黑丸通治诸病。

蜂蜜　蜂子　螺蛳　海蛤并利大小便。

田螺傅脐。

〔禽兽〕

鸡屎白　牛乳　驴乳　乳腐　酥酪　猪脂　诸血　羊胆下导。

猪胆下导。

猪肉冷利。

兔　水獭　阿胶利大小肠，调大肠圣药也。老人虚闭，葱白汤服；产后虚闭，同枳壳、滑石，丸服。

黄明胶

〔人部〕

发灰二便不通，水服。

人溺利大肠。

【导气】

〔草部〕

白芷风闭，末服。

蒺藜风闭，同皂荚末服。

烂茅节大便不通，服药不利者，同沧盐，吹入肛内一寸。

生葛　威灵仙　旋覆花　地蜈蚣汁并冷利。

草乌头二便不通，葱蘸插入肛内，名霹雳箭。

羌活利大肠。

〔菜谷〕

石莼风闭，煮饮。

萝卜子利大小肠风闭、气闭，炒，擂水服。和皂荚末服。

蔓菁子油二便闭，服一合。

葱白大肠虚闭，同盐捣，贴脐；二便闭，和酢傅小腹，仍灸七壮；小儿虚闭，煎汤调阿胶末服。仍蘸蜜，插肛内。

生姜蘸盐，插肛内。

茴香大小便闭，同麻仁、葱白煎汤，调五苓散服。

大麦芽产后闭塞，为末服。

〔果木〕

枳壳利大小肠。同甘草煎服，治小儿闭塞。

枳实下气破结。同皂荚丸服，治风气闭。

陈橘皮大便气闭，连白酒煮，焙研，酒服二钱。老人，加杏仁，丸服。

槟榔大小便气闭，为末，童尿、葱白煎服。

乌梅大便不通，气奔欲死，十枚，纳入肛内。

瓜蒂末，塞肛内。

厚朴大肠干结，猪脏煮汁，丸服。

茶末产后闭结，葱涎和丸，茶服百丸。

皂荚风人、虚人、脚气人，大肠或闭或利，酥炒，蜜丸服；便闭，同蒜捣，傅脐内。

白胶香同鼠屎，纳下部。

〔器兽〕

甑带大小便闭，煮汁和蒲黄服。

雄鼠屎二便不通，水调傅脐。

【虚寒】

〔草部〕

黄芪老人虚闭，同陈皮末，以麻仁，浆、蜜煎，匀和服。

人参产后闭，同枳壳、麻仁，丸服。

甘草小儿初生，大便不通，同枳壳一钱，煎服。

肉苁蓉老人虚闭，同沉香、麻仁，丸服。

锁阳虚闭，煮食。

半夏辛能润燥，主冷闭，同硫黄，丸服。

附子冷闭，为末，蜜水服。

〔果石〕

胡椒大小便关格，胀闷杀人，二十一粒，煎，调芒消半两服。

吴茱萸枝二便卒关格，含一寸自通。

硫黄性热而利，老人冷闭。

消 渴

（上消少食，中消多食，下消小便如膏油）

【生津润燥】

〔草部〕

栝楼根为消渴要药，煎汤、作粉、熬膏皆良。

黄栝楼酒洗熬膏，白矾丸服。

王瓜子食后，嚼二三两。

王瓜根　**生葛根**煮服。

白芍药同甘草煎服，日三。渴十年者，亦愈。

兰叶生津止渴，除陈气。

芭蕉根汁日饮。

牛蒡子　**葵根**消渴，小便不利，煎服；消中尿多，亦煎服。

甘藤汁　**大瓠藤汁**

〔谷菜〕

菰米煮汁。

青粱米　**粟米**　**麻子仁**煮汁。

沤麻汁　**波菱根**同鸡内金末，米饮日服，治日饮水一石者。

出了子萝卜杵汁饮，或为末，日服，止渴润燥。

蔓菁根　竹笋　生姜鲫鱼胆，和丸服。

〔果木〕

乌梅止渴生津，微研水煎，入豉，再煎服。

椑柿止烦渴。

君迁子　李根　白皮　山矾

〔石虫〕

矾石　五倍子生津止渴，为末，水服，日三。

百药煎　海蛤　魁蛤　蛤蜊　真珠　牡蛎煅研，鲫鱼汤服，二三服即止。

〔禽兽〕

焊鸡汤澄清饮，不过三只。

焊猪汤澄清日饮。

酥酪　牛羊乳　驴马乳

【降火清金】

〔草部〕

麦门冬心肺有热，同黄连丸服。

天门冬黄连三消，或酒煮，或猪肚蒸，或冬瓜汁浸，为丸服。小便如油者，同栝楼根丸服。

浮萍捣汁服。同栝楼根丸服。

葎草虚热渴，杵汁服。

紫葛产后烦渴，煎水服。

凌霄花水煎。

泽泻　白药　贝母　白英　沙参　荠苨　茅根煎水。

茅针　芦根　菰根　凫葵　水苹　水莼　水藻　陟厘　菝草　灯心草　苎根　苦杖　紫菀　荭草　白芷风邪久渴。

款冬花消渴喘息。

苏子消渴变水，同萝卜子末、桑白皮汤，日三服，水从小便出。

燕蓐草烧灰，同牡蛎、羊肝，为末服。

〔谷菜〕

小麦作粥饭食。

麦麨止烦渴。

薏苡仁煮汁。

乌豆置牛胆百日，吞之。

大豆苗酥炙末服。

赤小豆煮汁。

腐婢　绿豆煮汁。

豌豆淡煮。

冬瓜利小便，止消渴，杵汁饮。干瓤煎汁。黄、叶、子俱良。

〔果木〕

梨汁　庵萝果煎饮。

林檎　芰实　西瓜　甘蔗　乌芋　黄檗止消渴，尿多能食，煮汁服。

桑白皮煮汁。

地骨皮　**荆沥**　**竹沥**日饮。

竹叶　**茯苓**上盛下虚，火炎水涸，消渴，同黄连等分，天花粉糊丸服。

猪苓

〔服器〕

故麻鞋底煮汁服。

井索头灰水服。

黄绢煮汁。

〔水石〕

新汲水　**腊雪水**　**夏冰**　**甘露**　**醴泉**　**乌古瓦**煮汁。

黑铅同水银结如泥，含豆许，咽汁。

铅白霜同枯矾丸噙。

黄丹新水服一钱。

密陀僧同黄连丸服。

锡吝脂主三焦消渴。

滑石　**石膏**　**长石**　**无名异**同黄连丸服。

朱砂主烦渴。

凝水石　**卤硷**　**汤瓶硷**粟米和丸，人参汤，每服二十丸。同葛根、水萍煎服。同菝葜、乌梅末，煎服。

浮石煮汁服。同青黛、麝香服。同蛤粉、蝉蜕末，鲫鱼胆调服。

〔虫兽〕

石燕煮汁服，治久患消渴。

蚕茧煮汁饮。

蚕蛹煎酒服。

晚蚕沙焙研，冷水服二钱，不过数服。

缫丝汤　**雪蚕**　**蜗牛**浸水饮，亦生研汁。

田螺浸水饮。

蜗螺　**蚬**浸水饮。

海月　**猪脬**烧研，酒服。

雄猪胆同定粉丸服。

牛胆除心腹热渴。

【补虚滋阴】

〔草部〕

地黄　**知母**　**葳蕤**止烦渴，煎汁饮。

人参生津液，止消渴，为末，鸡子清调服。同栝楼根，丸服。同粉草、猪胆汁，丸服。同葛粉、蜜，熬膏服。

黄芪诸虚发渴，生痈或痈后作渴，同粉草，半生半炙，末服。

香附消渴累年，同茯苓末，日服。

牛膝下虚消渴，地黄汁浸曝，为丸服。

五味子生津补肾。

菟丝子煎饮。

蔷薇根水煎。

菝葜同乌梅煎服。

覆盆子　**悬钩子**

〔谷菜果木〕

糯米粉作糜一斗食，或绞汁和蜜服。

糯谷炒取花，同桑白皮煎饮，治三消。

稻穰心灰浸汁服。

白扁豆栝楼根汁，和丸服。

韭菜淡煮，吃至十斤，效。

藕汁　椰子浆　栗壳煮汁服。

枸杞　桑椹单食。

松脂

〔石鳞禽兽〕

礜石　石钟乳　蛤蚧　鲤鱼　嘉鱼　鲫鱼酿茶煨食，不过数枚。

鹅煮汁。

白雄鸡　黄雌鸡煮汁。

野鸡煮汁。

白鸽切片，同土苏煎汁，咽之。

雄鹊肉　白鸥肉主躁渴狂邪。

雄猪肚煮汁饮。仲景方：黄连、知母、麦门冬、栝楼根、粱米同蒸，丸服。

猪脊骨同甘草、木香、石莲、大枣、煎服。

猪肾　羊肾下虚消渴。

羊肚胃虚消渴。

羊肺　羊肉同瓠子、姜汁、白面、煮食。

牛胃　牛髓　牛脂同栝楼汁，熬膏服。

牛脑　水牛肉　牛鼻同石燕，煮汁服。

兔及头骨煮汁服。

鹿头煮汁服。

【杀虫】

〔木石〕

苦楝根皮消渴有虫，煎水，入麝香服，人所不知。研末，同茴香末服。

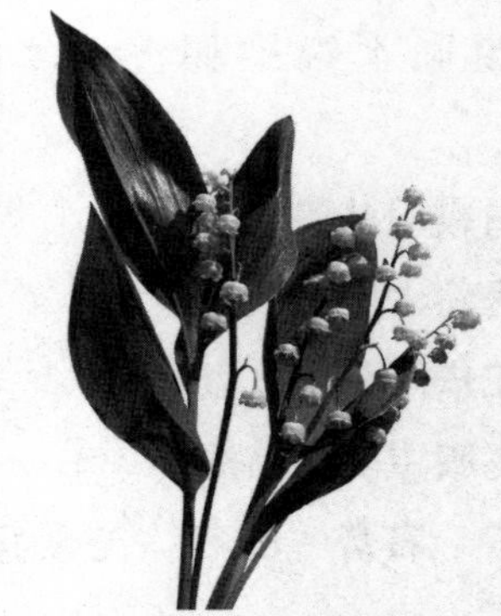

烟胶同生姜浸水，日饮。

水银主消渴烦热，同铅结砂，入酥炙皂角、麝香，末服。

雌黄肾消尿数，同盐炒干姜，丸服。

〔鳞禽〕

鳝头　鳅鱼烧研，同薄荷叶，新水服二钱。

鲫鱼胆　鸡肠　鸡内金膈消饮水，同栝楼根炒为末，糊丸服。

五灵脂同黑豆末，每服三钱，冬瓜皮汤下。

〔兽人〕

犬胆止渴杀虫。

牛粪绞汁服。

麝香饮酒食果物成渴者，研末酒丸，以枳椇子汤下。

牛鼻拳煮汁饮，或烧灰酒服。

众人溺坑水服之。

淤 血

（有郁怒，有劳力，有损伤）

【破血散血】

〔草部〕

生甘草行厥阴、阳明二经污浊之血。

黄芪逐五脏间恶血。

白术利腰脐间血。

黄芩热入血室。

黄连赤目淤血，上部见血。

败酱破多年凝血。

射干消淤血、老血在心脾间。

萆薢关节老血。

桔梗打击淤血，久在肠内，时发动者，为末，米饮服。

大黄煎酒服，去妇人血癖，男女伤损淤血；醋丸，治干血气，产后血块。

蓬莪术消扑损内伤淤血，通肝经聚血，女人月经血气。

三棱通肝经积血，女人月水，产后恶血。

牡丹皮淤血留舍肠胃，女人一切血气。

芍药逐贼血，女人血闭，胎前、产后一切血病。

红蓝花多用，破血；少用，养血。酒煮，下产后血。

常春藤腹内诸冷血、风血，煮酒服。

当归　**丹参**　**芎䓖**　**白芷**　**泽兰**　**马兰**　**大、小蓟**　**芒箔**　**芒茎**并破宿血，养新血。

玄参治血瘕，下寒血。

贯众　**紫参**　**延胡索**　**茅根**　**杜衡**　**紫金牛**　**土当归**　**芭蕉根**　**天名精**　**牛蒡根**　**苎麻叶**　**飞廉**　**续断**　**錾菜**　**茺蔚**　**薰蒿**　**紫苏**　**荆芥**　**爵床**　**野菊**　**番红花**　**刘寄奴**　**庵蔺**　**薰草**　**苦杖**　**马鞭草**　**车前**　**牛膝**　**蒺藜**　**独用将军**　**地黄**　**紫金藤**　**葎草**　**茜草**　**剪草**　**通草**　**赤雹儿**并破淤血、血闭。

半夏　**天南星**　**天雄**　**续随子**　**山漆**

〔谷菜〕

赤小豆　米醋　黄麻根　麻子仁并消散淤血。

黑大豆　大豆黄卷　红曲　饴饧　芸苔子并破淤血。

韭汁清胃脘恶血。

葱汁　莱菔　生姜　干姜　堇菜　蘩缕　木耳　杨栌耳　苦竹肉

〔果木〕

桃仁　桃胶　桃毛　李仁　杏枝并破淤血、老血。

红柿　桄榔子　槠子　山楂　荷叶　藕　蜀椒　秦椒　柳叶　桑叶　琥珀并消淤血。

卮子清胃脘血。

茯苓利腰脐血。

乳香　没药　骐驎竭　质汗并活血、散血、止血。

松杨破恶血，养新血。

扶移踠跌淤血。

白杨皮去折伤宿血，在骨肉间疼。

干漆削年深积滞老血。

苏方木　榈木　紫荆皮　卫矛　奴柘

〔石虫〕

朴消并破淤恶血。

雄黄　花乳石　金星石　硇砂　菩萨石并化腹内淤血。

自然铜　生铁　石灰　殷孽　越砥　砺石　水蛭　虻虫

〔鳞介〕

鳜鱼　鲔鱼　鳔胶　龟甲　鳖甲

〔禽兽〕

白雄鸡翮并破腹内淤血。

黑雌鸡破心中宿血，补心血。

五灵脂生，行血；熟，止血。

鸦翅　牛角䚡　白马蹄　牦牛酥　狮屎　犀角　羚羊角　鹿角

〔人部〕

人屎　人中白并破淤血。

肠　鸣

（有虚气，水饮，虫积）

〔草部〕

丹参　桔梗　海藻并主心腹邪气上下，雷鸣幽幽如走水。

昆布　女菀　女萎并主肠鸣游气，上下无常处。

半夏　石香葇　荜茇　红豆蔻　越王余算并主虚冷肠鸣。**大戟**痰饮，腹内雷鸣。

黄芩主水火击搏有声。

穬麦芽　饴糖

〔果木〕

橘皮　杏仁并主肠鸣。

厚朴积年冷气，腹内雷鸣。

卮子热鸣。

〔石部〕

硇砂血气不调，肠鸣宿食。

石髓

〔虫介〕

原蚕沙肠鸣热中。

鳝鱼冷气肠鸣。

淡菜

〔兽部〕

羚羊屎久痢肠鸣。

腰　痛

（有肾虚，湿热，痰气，淤血，闪肭，风寒）

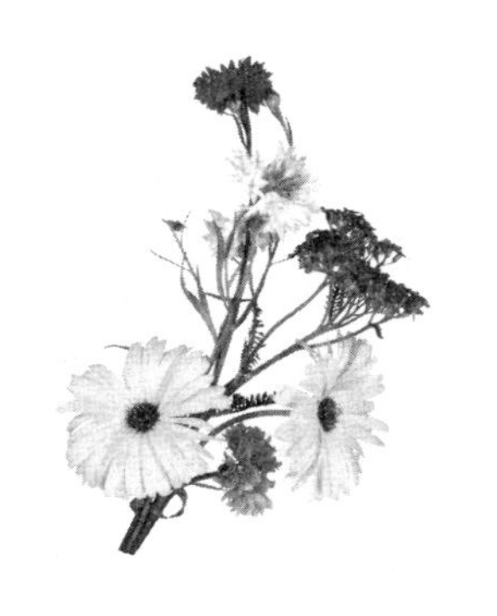

【虚损】

〔草部〕

补骨脂骨髓伤败，腰膝冷。肾虚腰痛，为末，酒服，或同杜仲、胡桃，丸服；妊娠腰痛，为末，胡桃、酒下。

菊花腰痛去来陶陶。

艾叶带脉为病，腰溶溶如坐水中。

附子补下焦之阳虚。

蒺藜补肾，治腰痛及奔豚肾气，蜜丸服。

萆薢腰脊痛强，男子䐜腰痛，久冷痹软，同杜仲末，酒服。

狗脊　**菝葜**　**牛膝**　**肉苁蓉**　**天麻**　**蛇床子**　**石斛**

〔谷菜〕

山药并主男子腰膝强痛，补肾益精。

韭子同安息香丸服。

茴香肾虚腰痛，猪肾煨食；腰痛如刺，角茴末，盐、酒服，或加杜仲、木香，外以糯米炒熨。

干姜　**菥蓂子**　**胡麻**

〔果木〕

胡桃肾虚腰痛，同补骨脂丸服。

栗子肾虚腰脚不遂。风干，日食。

山楂老人腰痛，同鹿茸丸服。

阿月浑子　**莲实**　**芡实**　**沉香**　**乳香**并补腰膝命门。

杜仲肾虚冷䐜痛，煎汁，煮羊肾作羹食。浸酒服。为末酒服。青娥丸。

枸杞根同杜仲、萆薢，浸酒服。

五加皮贼风伤人，软脚䐜腰，去多年淤血。

柏实腰中重痛，肾中寒，膀胱冷

脓宿水。

山茱萸　桂

〔介兽〕

龟甲并主腰肾冷痛。

鳖甲卒腰痛，不可俯仰，炙研，酒服。

猪肾腰虚痛，包杜仲末，煨食。

羊肾为末，酒服。老人肾硬，同杜仲炙食。

羊头、蹄、脊骨和蒜、薤煮食。同肉苁蓉、草果煮食。

鹿茸同菟丝子、茴香丸服。同山药，煮酒服。

鹿角炒研酒服，或浸酒。

麋角及茸酒服。

虎胫骨酥炙，浸酒饮。

【湿热】

〔草部〕

知母腰痛，泻肾火。

葳蕤湿毒腰痛。

威灵仙宿脓恶水，腰膝冷疼，酒服一钱，取利。或丸服。

青木香气滞腰痛，同乳香酒服。

地肤子积年腰痛时发，为末，酒服，日五六次。

虾蟆草湿气腰痛，同葱、枣煮酒，常服。

牵牛子除湿热气滞，腰痛下冷脓，半生半炒，同硫黄末、白面作丸，煮食。

木鳖子　蕙草

〔果木〕

桃花湿气腰痛，酒服一钱，一宿即消。或酿酒服。

槟榔腰重作痛，为末，酒服。

甜瓜子腰腿痛，酒浸末服。

皂荚子腰脚风痛，酥炒，丸服。

郁李仁宣腰胯冷脓。

茯苓利腰脐间血。

海桐皮风毒腰膝痛。

桑寄生

〔介兽〕

淡菜腰痛胁急。

海蛤　牛黄妊娠腰痛，烧末，酒服。

【风寒】

羌活　麻黄太阳病腰脊痛。

藁本十种恶风鬼注，流入腰痛。

【血滞】

〔草谷〕

延胡索止暴腰痛，活血利气，同当归、桂心末，酒服。

蘘荷根妇人腰痛，捣汁服。

甘草　细辛　当归　白芷　芍药　牡丹　泽兰　鹿藿并主女人血沥腰痛。

白术利腰脐间血，补腰膝。

庵蔄子闪挫痛，擂酒服。

甘遂闪挫痛，入猪肾煨食。

续断折跌，恶血腰痛。

神曲闪挫，煅红，淬酒服。

莳萝闪挫，酒服二钱。

莴苣子闪气，同粟米、乌梅、乳、没，丸服。

丝瓜根闪挫，烧研，酒服。子亦良。渣，傅之。

冬瓜皮折伤，烧研，酒服。

〔果木〕

西瓜皮闪挫，干研酒服。

橙核闪挫，炒末，酒服。

橘核肾疰。

青橘皮气滞。

桃枭　干漆

〔虫介〕

红娘子并行血。

鳖肉妇人血瘕腰痛。

鼍甲腰中重痛。

【外治】

桂反腰血痛，醋调涂。

白檀香肾气腰痛，磨水涂。

芥子痰注及扑损痛，同酒涂。

猫屎烧末，和唾涂。

天麻半夏、细辛同煮，熨之。

大豆　糯米并炒，熨寒湿痛。

蒴藋寒湿痛，炒热熨之。

黄狗皮裹腰痛。

爵床　蒲萄根并浴腰脊痛。

心腹痛

（有寒气，热气，火郁，食积，死血，痰澼，虫物，虚劳，中恶，阴毒）

【温中散郁】

〔草部〕

木香心腹一切冷痛、气痛，九种心痛，妇人血气刺痛，并磨酒服；心气刺痛，同皂角末，丸服；内钓腹痛，同乳、没，丸服。

香附子一切气，心腹痛，利三焦，解六郁，同缩砂仁、甘草末，点服；心脾气痛，同高良姜，末服；血气痛，同荔枝烧研，酒服。

艾叶心腹一切冷气、鬼气，捣汁饮，或末服；同香附，醋煮丸服，治心腹、小腹诸痛。

芎䓖开郁行气。诸冷痛中恶，为末，烧酒服。

藁本大实心痛，已用利药，同苍术煎服，彻其毒。

苍术心腹胀痛，解郁宽中。

甘草去腹中冷痛。

高良姜腹内暴冷、久冷痛，煮饮。心脾痛，同干姜，丸服。又四制丸服。

苏子一切冷气痛，同高良姜、橘皮等分，丸服。

姜黄冷气痛，同桂末，醋服；小儿胎寒，腹痛吐乳，同乳香、没药、木香，丸服。

附子心腹冷痛，胃寒蛔动，同炒卮子，酒糊丸服；寒厥心痛，同郁金、橘红，醋糊丸服。

香薷暑月腹痛。

石菖蒲　**紫苏**　**藿香**　**甘松香**　**山柰**　**廉姜**　**山姜**　**白豆蔻**　**草豆蔻**　**缩砂**　**蒟酱**　**白茅香**　**蕙草**　**益智子**　**荜茇**

〔谷部〕

胡椒粥　**茱萸粥**　**葱豉酒**　**姜酒**　**茴香**并主一切冷气，心痛、腹痛、少腹痛。

烧酒冷痛，入盐服。阴毒腹痛，尤宜。

黑大豆肠痛如打，炒焦，投酒饮。

神曲食积心腹痛，烧红，淬酒服。

〔菜部〕

葱白主心腹冷气痛，虫痛，疝痛，大人阴毒，小儿盘肠内钓痛。卒心痛，牙关紧急欲死，捣膏，麻油送下，虫物皆化黄水出；阴毒痛，炒，熨脐下，并擂酒灌之；盘肠痛，炒，贴脐上，并熨腹，良久尿出，愈。

葱花心脾如刀刺，同茱萸一升，煎服。

小蒜十年、五年心痛，醋煮，饱食，即愈。

葫冷痛，同乳香丸服；醋浸煮，食之；鬼注心腹痛，同墨及酱汁服；吐血心痛，服汁。

韭腹中冷痛，煮食；胸痹痛如锥刺，服汁，吐去恶血。

薤白胸痹刺痛彻心背，喘息咳唾，同栝楼实，白酒煮服。

生姜心下急痛，同半夏煎服。或同杏仁煎。

干姜卒心痛，研末服。心脾冷痛，同高良姜丸服。

芥子酒服，止心腹冷痛；阴毒，贴脐。

马芹子卒心痛，炒末酒服。

莳香　**蕣菜**　**菥蓂子**　**秦荻藜**　**蔓菁**　**芥**

〔果部〕

杏仁并主心腹冷痛。

乌梅胀痛欲死，煮服。

大枣急心疼，同杏仁、乌梅，丸服；陈枣核仁，止腹痛。

胡桃急心痛，同枣煨嚼，姜汤下。

荔枝核心痛、脾痛，烧研，酒服。

椰子皮卒心痛，烧研，水服。

橘皮途路心痛，煎服，甚良。

木瓜　**枸橼**并心气痛。

胡椒心腹冷痛，酒吞三七粒。

茱萸心腹冷痛，及中恶心腹痛，擂酒服。叶亦可。

欓子同上。

〔木部〕

桂秋冬冷气腹痛，非此不除。九种心疼，及寒疝心痛，为末，酒服；心腹胀痛，水煎服；产后心痛，狗胆丸服。

乌药冷痛，磨水，入橘皮、苏叶，煎服。

松节阴毒腹痛，炒焦，入酒服。

乳香冷心痛，同胡椒、姜、酒服。同茶末，鹿血，丸服。

丁香暴心痛，酒服。

安息香心痛频发，沸汤泡服。

天竺桂　**沉香**　**檀香**　**苏合香**　**必栗香**　**龙脑香**　**樟脑香**　**樟材**　**杉材**　**楠材**　**阿魏**　**皂荚**　**白棘**　**枸杞子**　**厚朴**

〔金石〕

铁华粉并主冷气心腹痛。

铜器炙熨冷痛。

灵砂心腹冷痛，同五灵脂，醋糊丸服。

硫黄一切冷气痛，黄蜡丸服。同消石、青皮、陈皮，丸服。

消石同雄黄末，点目眦，止诸心腹痛。

砒石积气冷痛，黄蜡丸服。

硇砂冷气，血气，积气，心腹痛诸症。

神针火

〔鳞兽〕

鲍鱼灰妊娠感寒腹痛，酒服。

猪心急心痛经年，入胡椒十粒煮食。心血，蜀椒丸服。

【活血流气】

〔草部〕

当归和血，行气，止疼。心下刺疼，酒服方寸匕；女人血气，同干漆丸服；产后痛，同白蜜煎服。

芍药止痛散血，分上中腹痛。腹中虚痛，以二钱同甘草一钱，煎服。恶寒，加桂；恶热，加黄芩。

延胡索活血利气。心腹、少腹诸痛，酒服二钱，有神；热厥心痛，同川楝末二钱，服；血气诸痛，同当归、橘红，丸服。

蓬莪术破气，心腹痛，妇人血气，丈夫奔豚。一切冷气及小肠气，发即欲死，酒、醋和水，煎服。一加木香末，醋汤服。女人血气，同干漆末服；小儿盘肠，同阿魏，研末服。

郁金血气，冷气，痛欲死，烧研，醋服，即苏。

姜黄产后血痛，同桂末，酒服，血下即愈。

刘寄奴血气，为末，酒服。

红蓝花血气，擂酒服。

大黄干血气，醋熬膏服；冷热不调，高良姜丸服。

蒲黄血气，心腹诸疼，同五灵脂煎，醋或酒服。

紫背天盘女人血气，酒服。

丹参　牡丹　三棱　败酱

〔谷菜〕

米醋并主血气、冷气，心腹诸痛。

青粱米心气冷痛，桃仁汁，煮粥食。

红曲女人血气，同香附、乳香末，酒服。

丝瓜女人干血气，炒研，酒服。

桑耳女人心腹痛，烧研，酒服。

杉菌

〔果木〕

桃仁卒心痛，疰心痛，研末，水服。桃枝，煎酒。

桃枭血气中恶痛，酒磨服。

没药血气心痛，酒、水煎服。

乳香　骐驎竭　降真香　紫荆皮

〔金石〕

铜青　赤铜屑并主血气心痛。

自然铜血气痛，火煅醋淬，末服。

诸铁器女人心痛，火烧，淬酒饮。

石炭同上。

白石英　紫石英并主女人心腹痛。

〔鳞部〕

乌贼鱼血血刺心痛，磨醋服。

青鱼鲊血气心腹痛，磨水服。

〔禽兽〕

五灵脂心腹、胁肋、少腹诸痛，疝痛，血气，同蒲黄煎醋服，或丸，或一味炒焦，酒服。虫痛，加槟榔。

狗胆血气撮痛。丸服。

【痰饮】

半夏湿痰心痛，油炒，丸服。

狼毒九种心痛，同吴茱萸、巴豆、人参、附子、干姜，丸服。心腹冷痰胀痛，同附子、旋覆花，丸服。

草乌头冷痰成包，心腹疞痛。

百合　椒目留饮腹痛，同巴豆丸服。

牡荆子炒，研服。

枳实胸痹痰水痛，末服。

枳壳心腹结气痰水。

矾石诸心痛，以醋煎一皂子服。同半夏丸服。同朱砂、金箔丸服。

五倍子心腹痛，炒焦，酒服，立止。

牡蛎粉烦满心脾痛，煅研，酒服。

蛤粉心气痛，炒研，同香附末服。

白螺壳湿痰心痛及膈气痛，烧研，酒服。

【火郁】

〔草部〕

黄连卒热，心腹烦痛，水煎服。

苦参大热，腹中痛，及小腹热痛，面色青赤，煎醋服。

黄芩小腹绞痛，小儿腹痛。得厚朴、黄连，止腹痛。

山豆根卒腹痛，水研服，入口即定。

青黛心口热痛，姜服汁一钱。

马兜铃烧研，酒服。

马兰汁绞肠沙痛。

沙参　**玄参**

〔谷果〕

生麻油卒热心痛，饮一合。

麻子仁妊娠心痛，研水煎服。

荞麦粉绞肠沙痛，炒热，水烹服。

黍米十年心痛，淘汁，温服。

粳米　**高粱米**并煮汁服，止心痛。

绿豆心痛，以三十粒，同胡椒二十粒，研服。

茶十年、五年心痛，和醋服。

〔木部〕

川楝子入心及小肠，主上下腹痛，热厥心痛，非此不除。同延胡索末，酒服。

槐枝九种心痛，煎水服。

槐花　**乌桕根**　**石瓜**并主热心痛。

卮子热厥心痛，炒焦，煎服；冷热腹痛，同附子丸服。

郁李仁卒心痛，嚼七粒，温水下，即止。

茯苓　**琥珀**

〔石兽〕

戎盐　**食盐**吐，心腹胀痛。

玄明粉热厥心腹痛，童尿服三钱。

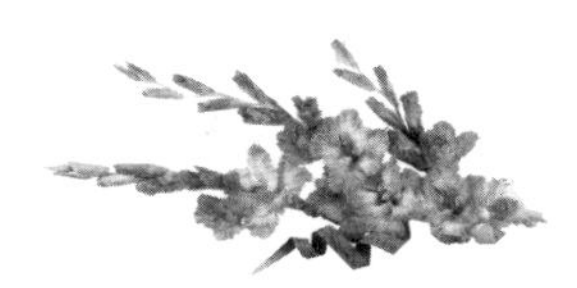

丹砂男女心腹痛，同白矾末服。

蜂蜜卒心痛。

黄蜡急心痛，烧化丸，凉水下。

晚蚕沙男女心痛，泡汤服。

驴乳卒心痛，连腰脐，热饮二升。

羚羊角腹痛热满，烧末，水服。

犀角热毒痛。

阿胶丈夫少腹痛。

兔血卒心痛，和茶末、乳香，丸服。

败笔头心痛不止，烧灰，无根水下。

狗屎心痛欲死，研末，酒服。

山羊屎心痛，同油发烧灰，酒服，断根。

狐屎肝气心痛，苍苍如死灰，喘息，烧，和姜黄服。

驴屎汁　**马屎汁**

〔人部〕

人屎和蜜、水。

人溺并主绞肠沙痛欲死，服之。

【虫痛】

见诸虫下。

【中恶】

〔草部〕

艾叶鬼击中恶，卒然着人如刀刺状，心腹切痛，或即吐血下血，水煎服。实，亦可用。

桔梗　**升麻**　**木香**磨汁。

藿香　**郁金香**　**茅香**　**兰草**　**蕙草**　**山柰**　**山姜**　**缩砂**　**蘼芜**　**蜘蛛香**　**蒟酱**　**丹参**　**苦参**煎酒。

姜黄　**郁金**　**莪术**　**肉豆蔻**　**菖蒲**　**鸡苏**　**甘松**　**忍冬**水煎。

卷柏　**女青**末服。

芒箔煮服。

鬼督邮　**草犀**　**狼毒**　**海根**　**藁本**　**射干**　**鸢尾**　**鬼臼**　**续随子**

〔谷菜〕

醇酒　**豌豆**　**白豆**　**大豆**　**胡荽**　**萝勒**　**芥子**浸酒。

白芥子　**大蒜**

〔果木〕

榧子　**桃枭**末服。

桃胶　**桃符**　**桃花**末服。

桃仁研服。

桃白皮　**三岁枣中仁**常服。

蜀椒　**茱萸**　**蜜香**　**沉香**　**檀香**　**安息香**化酒。

乳香　**丁香**　**阿魏**　**樟材**　**鬼箭**　**鬼齿**水煎。

琥珀　**苏合香**化酒。

城东腐木煎酒。

古榇板煎酒。

〔服器〕

桃橛煮汁。

车脂化酒。

刀鞘灰水服。

砧垢吐。

铁椎柄灰丸服。

履屧鼻绳灰酒服。

毡袜跟灰酒服。

网巾灰酒服。

〔水土〕

粮罂中水　**黄土**画地作五字，取中土，水服。

陈壁土同矾丸服。

铸钟土酒服。

柱下土水服。

伏龙肝水服。

仰天皮人垢和丸服。

釜墨汤服。

墨

〔石介〕

古钱和薏苡根煎服。

铅丹蜜服。

食盐烧服取吐。

雄黄　**灵砂**　**硫黄**　**金牙**　**蛇黄**　**田螺壳**烧服。

鳖头灰

〔禽兽〕

乌骨鸡血搨心上。

白雄鸡煮汁，入醋、麝、真珠，服。肝同。鸡子白生吞七枚。

鹳骨　**犀角**　**鹿茸及角**　**麋角**　**麝香**　**灵猫阴**　**猫肉及头骨**　**狸肉及骨**　**腽肭脐**　**熊胆**并主中恶，心腹绞痛。

第四卷　主治药下

头　痛

（有外感，气虚，血虚，风热，湿热，寒湿，痰厥，肾厥，真痛，偏痛。右属风虚，左属痰热）

【引经】

太阳麻黄、藁本、羌活、蔓荆。

阳明白芷、葛根、升麻、石膏。

少阳柴胡、芎䓖。

太阴苍术、半夏。

少阴细辛。

厥阴吴茱萸、芎䓖。

【湿热痰湿】

〔草部〕

黄芩一味，酒浸炒研，茶服，治风湿、湿热、相火，偏、正诸般头痛。

荆芥散风热，清头目。作枕，去头项风；同石膏末服，去风热头痛。

薄荷除风热，清头目，蜜丸服。

菊花头目风热肿痛，同石膏、芎䓖末服。

蔓荆实头痛，脑鸣，目泪。太阳头痛，为末，浸酒服。

水苏风热痛，同皂荚、芫花，丸服。

半夏痰厥头痛，非此不除，同苍术用。

栝楼热病头痛，洗瓤温服。

香附子气郁头痛，同川芎末，常服；偏头风，同乌头、甘草，丸服。

大黄热厥头痛，酒炒三次，为末，茶服。

钓藤平肝风心热。

茺蔚子血逆，大热头痛。

木通　**青黛**　**大青**　**白鲜皮**　**茵陈**　**白蒿**　**泽兰**　**沙参**　**丹参**　**知母**　**吴蓝**　**景天**并主天行头痛。

前胡　旋覆花

〔菜果〕

竹笋并主痰热头痛。

东风菜　鹿藿　苦茗并治风热头痛。清上止痛，同葱白煎服；用巴豆烟熏过服。止气虚头痛。

杨梅头痛，为末，茶服。

橘皮

〔木石〕

枳壳并主痰气头痛。

榉皮时行头痛，热结在肠。

枸杞寒热头痛。

竹茹饮酒人头痛，煎服。

竹叶　竹沥　荆沥并痰热头痛。

黄檗　栀子　茯苓　白垩土并湿热头痛。合王瓜为末服，止疼。

石膏阳明头痛如裂，壮热如火。并风热，同竹叶煎；风寒，同葱、茶煎；风痰，同川芎、甘草煎。

铁粉头痛鼻塞，同龙脑，末服。

光明盐

〔兽人〕

犀角伤寒头痛寒热，诸毒气痛。

童尿寒热头痛至极者，一盏，入葱、豉，煎服，陶隐居盛称之。

【风寒湿厥】

〔草谷菜果〕

芎䓖风入脑户头痛，行气开郁，必用之药。风热及气虚，为末，茶服；偏头风，浸酒服；卒厥，同乌药末服。

防风头面风去来。偏正头风，同白芷，蜜丸服。

天南星风痰头痛，同荆芥丸服；痰气，同茴香丸服；妇人头风，为末酒服。

乌头　附子浸酒服，煮豆食，治头风；同白芷末服，治风毒痛；同川芎或同高良姜服，治风寒痛；同葱汁丸，或同钟乳、全蝎丸，治气虚痛；同全蝎、韭根丸，肾厥痛；同釜墨，止痰厥痛。

天雄头面风去来痛。

草乌头偏正头风，同苍术，葱汁丸服。

白附子偏正头风，同牙皂末服；痰厥痛，同半夏、南星丸服。

地肤子雷头风肿，同生姜擂酒服，取汗。

杜衡风寒头痛初起，末服，发汗。

蒴藋煎酒取汗。

蓖麻子同川芎烧服，取汁。

萆薢同虎骨、旋覆花末服，取汁。

南藤酿酒服，并治头风。

通草烧研酒服，治洗头风。

菖蒲头风泪下。

杜若风入脑户，痛肿涕泪。

胡卢巴气攻痛，同三棱、干姜末，酒服。

牛膝脑中痛。

当归煮酒。

地黄　芍药并血虚痛。

葳蕤　天麻　人参　黄芪并气虚痛。

苍耳　大豆黄卷并头风痹。

胡麻头面游风。

百合头风目眩。

胡荽　葱白　生姜并风寒头痛。

杏仁时行头痛，解肌。风虚，痛欲破，研汁，入粥食，得大汗即解。

茱萸厥阴头痛呕涎，同姜、枣、人参，煎服。

蜀椒　枳椇

〔木石虫兽〕

柏实并主头风。

桂枝伤风头痛自汗。

乌药气厥头痛，及产后头痛，同川芎末，茶服。

皂荚时气头痛，烧研，同姜、蜜，水服，取汗。

山茱萸脑骨痛。

辛夷　伏牛花　空青　曾青并风眩头痛。

石硫黄肾厥头痛、头风，同消石丸服。同胡粉丸服。同食盐丸服。同乌药服。

蜂子　全蝎　白僵蚕葱汤服，或入高良姜，或以蒜制为末服，治痰厥、肾厥痛。

白花蛇脑风头痛，及偏头风，同南星、荆芥诸药，末服。

鱼鳔八般头风，烧存性，末，葱、酒热饮，醉醒则愈。

羊肉头脑大风，汗出虚劳。

羊屎雷头风病，研酒服。

【吐痰】

见风及痰饮。

【外治】

谷精草为末嗃鼻，调糊贴脑，烧烟熏鼻。

玄胡索同牙皂、青黛为丸。

瓜蒂　藜芦　细辛　苍耳子　大黄　远志　荜茇　高良姜　牵牛同砂仁、杨梅末。

芸苔子　皂荚　白棘针同丁香、麝香。

雄黄同细辛。

玄精石　消石　人中白同地龙末，羊胆为丸。

旱莲汁　萝卜汁　大蒜汁　苦瓠汁并嗃鼻。

艾叶揉丸嗅之，取出黄水。

蓖麻仁同枣肉纸卷，插入鼻内。

半夏烟　**木槿子烟**　**龙脑烟**并熏鼻。

灯火淬之。

荞麦面作大饼，更互合头，出汗。或作小饼，贴四眼角，灸之。

黄蜡和盐作兜鍪，合之即止。

麝香同皂荚末，安顶上，炒盐熨之。

茱萸叶蒸热枕之，治大寒犯脑痛，亦浴头。

桐木皮　**冬青叶**　**石南叶**　**牡荆根**　**槵子皮**　**莽草**　**葶苈**　**豉汁**　**驴头汁**并治头风。

全蝎同地龙、土狗、五倍子末。

柚叶同葱白。

山豆根　**南星**同川乌。

乌头　**草乌头**同栀子，葱汁。

乳香同蓖麻仁。

决明子并贴太阳穴。

露水八月朔旦取，磨墨点太阳，止头疼。

桂木阴雨即发痛，酒调，涂顶额。

井底泥同消、黄傅。

朴消热痛，涂顶上。

诃子同芒消，醋摩之。

牛蒡根同酒煎膏，摩之。

绿豆作枕去头风。决明、菊花皆良。

麦面头皮虚肿，薄如裹水，口嚼傅之，良。

栀子蜜和傅舌上，追涎去风甚妙。

眩　晕

（眩是目黑，晕是头旋，皆是气虚挟痰，挟火，挟风，或挟血虚，或兼外感四气）

【风虚】

〔草菜〕

天麻头眩风虚内作，非此不能除，为治风神药，名定风草。头风眩晕，消痰定风，同川芎，蜜丸服。

白术头忽眩晕，瘦，好食土，同面丸服。

荆芥头旋目眩。产后血晕欲死，童尿调服。

白芷头风、血风眩晕，蜜丸服。

苍耳子诸风头晕，蜜丸服；女人血风头旋，闷绝不省，为末酒服，能通顶门。

菊苗男女头风眩晕，发落，有痰，发则昏倒，四月收，阴干为末，每酒服二钱。秋月收花，浸酒，或酿酒服。

蒴藋根头风眩晕，同独活、石膏，

煎酒服；产后血晕，煎服。

贝母洗恶风寒，目眩项直。

杜若风入脑户，眩倒，目䀮䀮。

钓藤平肝风心火，头旋目眩。

排风子目赤头眩，同甘草、菊花末。

当归失血眩晕，芎䓖煎服。

芎䓖首风眩晕。

红药子产后血眩。

附子　乌头　薄荷　细辛　木香　紫苏　水苏　白蒿　飞廉　卷柏　蘼芜　羌活　藁本　地黄　人参　黄芪　升麻　柴胡　山药并治风虚眩晕。

生姜

〔木虫鳞兽〕

松花头旋脑肿，浸酒饮。

槐实风眩欲倒，吐涎如醉，漾漾如舟车上。

辛夷眩冒，身兀兀如在车船上。

蔓荆实脑鸣昏闷。

伏牛花　丁香　茯神　茯苓　山茱萸　地骨皮　全蝎　白花蛇　乌蛇并头风眩晕。

鹿茸眩晕，或见一为二。半两煎酒，入麝服。

驴头中风头眩，身颤，心肺浮热，同豉煮食。

兔头骨及肝　羚羊角　羊头蹄及头骨　羊肉　牛胃　猪脑　猪血　熊脑并主风眩瘦弱。

【痰热】

〔草菜〕

天南星风痰眩运吐逆，同半夏、天麻、白面煮丸。

半夏痰厥昏运，同甘草、防风煎服；风痰眩运，研末水沉粉，入朱砂丸服；金花丸：同南星、寒水石、天麻、雄黄、白面，煮丸服。

白附子风痰，同石膏、朱砂、龙脑、丸服。

大黄湿热眩运，炒末，茶服。

旋覆花　天花粉　前胡　桔梗　黄芩　黄连　泽泻　白芥子热痰烦运，同黑芥子、大戟、甘遂、芒消、朱砂，丸服。

〔果木〕

橘皮　荆沥　竹沥头风旋运目眩，心头漾漾欲吐。

枳壳　黄檗　卮子

〔金石〕

石胆女人头运，天地转动，名曰心眩，非血风也。以胡饼剂和，切小块焙干，每服一块，竹茹汤下。

云母中风寒热，如在舟船上。同恒山服，吐痰饮。

石膏风热。

铅汞结砂。

硫黄　**消石**并除上盛下虚，痰涎眩运。

朱砂　**雄黄**

〔虫禽〕

白僵蚕并风痰。

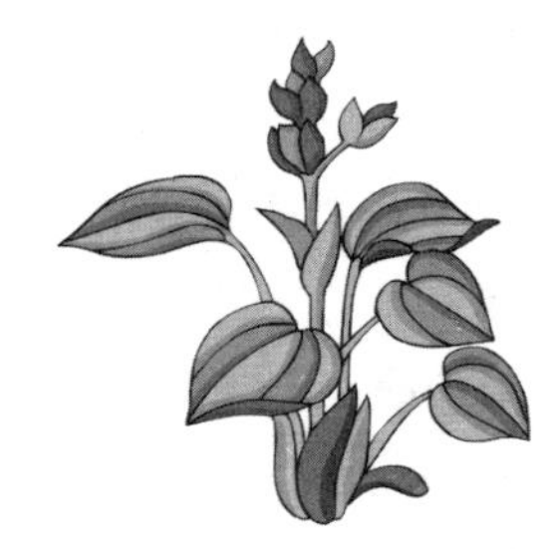

鹘嘲头风目眩，炙食一枚。

鹰头头目虚运，同川芎末服。鸱头头风旋运。同蔄茹、白术，丸服。

【外治】

甘蕉油吐痰。

瓜蒂吐痰。痰门吐法可用。

茶子头中鸣响，为末嗃鼻。

耳

（耳鸣、耳聋，有肾虚，有气虚，有郁火，有风热。耳痛是风热。聤耳是湿热）

【补虚】

〔草谷〕

熟地黄　**当归**　**肉苁蓉**　**菟丝子**　**枸杞子**肾虚耳聋，诸补阳药皆可通用。

黄芪　**白术**　**人参**气虚耳鸣，诸补中药皆可通用。

骨碎补耳鸣，为末，猪肾煨食。

百合为末，日服。

社日酒

〔果木〕

干柿同粳米、豆豉煮粥，日食，治聋。

柘白皮酿酒，主风虚耳聋。

牡荆子浸酒，治聋。

茯苓卒聋，黄蜡和嚼。

山茱萸　**黄檗**

〔石禽兽部〕

慈石养肾气，治聋。老人取汁，作猪肾羹食。

鸡子作酒，止耳鸣。和蜡炒食，治聋。

猪肾煮粥，治聋。

羊肾补肾治聋。脊骨，同慈石、白术诸药，煎服。

鹿肾　**鹿茸角**并补虚治聋。

【解郁】

〔草部〕

柴胡去少阳郁火，耳鸣、耳聋。

连翘耳鸣辉辉焞焞，除少阳三焦火。

香附卒聋，炒研，莱菔子汤下。

牵牛疳气耳聋，入猪肾煨食。

栝楼根煮汁，酿酒服，治聋。

黄芩　黄连　龙胆　芦荟　抚芎　芍药　木通　半夏　石菖蒲　薄荷　防风风热郁火耳鸣，诸流气，解郁消风降火药，皆可用也。

〔金石〕

生铁热甚耳聋，烧赤，淬酒饮，仍以慈石塞耳。

空青　白青

〔虫禽〕

蠮螉并治聋。

全蝎耳聋，酒服一钱，以闻水声为效。

乌鸡屎卒聋，同乌豆炒，投酒取汗为愈

【外治】

〔草木〕

木香浸麻油煎，滴聋，日四五次。

预知子卒聋，入石榴，酿酒滴。

凌霄叶汁滴。

地黄　骨碎补并煨，塞聋。

菖蒲同巴豆塞。

附子卒聋，醋浸插耳；烧灰，同石菖蒲塞耳，止鸣。

草乌头塞鸣痒聋。

甘遂插耳，口含甘草。

蓖麻子同大枣作挺，插。

土瓜根塞耳，灸聋。

经霜青箬叶入椒烧吹。

栝楼根猪脂煎，塞耳鸣。

鸡苏生挼。

巴豆蜡和。

细辛　狼毒　龙脑　槐胶　松脂同巴豆。并塞耳聋。

椒目肾虚耳鸣，如风水钟磬者，同巴豆、菖蒲、松脂塞之，一日一易，神效。

胡桃煨研热塞，食顷即通。

芥子人乳和，塞聋、鸣。

葱茎插耳鸣；同蜜水，滴聋、鸣。

杏仁蒸油，滴。

石榴入醋煨熟，入黑李子、仙枣子，滴卒聋。

生麻油日滴，取耵聍。

烧酒耳中有核，痛不可动。滴入半时，即可箝。

〔石虫〕

慈石入少麝香，淘，鹅油和塞。同穿山甲塞耳，口含生铁。

消石　芫青同巴豆、蓖麻。

斑蝥同巴豆。

真珠并塞。

地龙水

〔鳞介〕

龟尿　蟹膏　吊脂　敬印膏并滴聋。

蚺蛇膏　花蛇膏　蝮蛇膏并塞聋。

海螵蛸同麝香吹。

穿山甲同蝎尾、麝香，和蜡，塞鸣、聋。

鲤鱼胆、脑　鲫鱼胆、脑　乌贼鱼血

〔禽兽〕

白鹅膏、臎　雁肪　乌鸡肪　鹈鹕油　鸜鹆膏　鼠胆　猬脂　驴脂　猫尿　人尿并滴聋。

雀脑　兔脑　熊脑　鼠脑并塞聋。

蚯蚓同青盐、鼠脂塞。

蚕蜕纸卷麝香，熏聋。

【耳痛】

〔草木〕

连翘　柴胡　黄芩　龙胆　鼠粘子　商陆塞。

楝实　牛蒡根熬汁。

蓖麻子并涂。

木鳖子耳卒热肿，同小豆、大黄，油调涂。

木香以葱黄染鹅脂，蘸末内入。

菖蒲作末炒罨，甚效。

郁金浸水，滴。

茱萸同大黄、乌头末，贴足心，引热下行，止耳鸣、耳痛。

〔水石〕

矾石化水。

芒消水。

磨刀水并滴。

蚯蚓屎涂。

炒盐枕。

〔虫兽〕

蛇蜕耳忽大痛，如虫在内走，或流血水，或干痛，烧灰吹入，痛立止。

桑螵蛸灰掺。

鳝血滴。

穿山甲同土狗吹。

鸠屎末，吹。

麝香通窍。

【聤耳】

〔草木〕

白附子同羌活、猪羊肾，煨食。

附子　红蓝花同矾末。

青黛同香附、黄檗末。

败酱　**狼牙**　**蒲黄**　**桃仁**炒。

杏仁炒。

橘皮灰入麝。

青皮灰　**楠材灰**　**槟榔**　**故绵灰**。

麻秸灰。

苦瓠灰。

车脂并吹耳。

胡桃同狗胆，研塞。

柳根捣封。

薄荷汁。

青蒿汁。

茺蔚汁。

燕脂汁。

虎耳草汁。

麻子汁。

韭汁。

柑叶汁并滴耳。

〔土石〕

伏龙肝　**蚯蚓泥**　**黄矾**　**白矾**同黄丹。

雄黄同雌黄、硫黄。

炉甘石同矾、麝香。

浮石同没药、麝香。

密陀僧　**轻粉**并吹耳。

硫黄和蜡作挺，塞。

〔虫兽〕

五倍子　**桑螵蛸**　**蝉蜕灰**　**蜘蛛**　**全蝎**　**龙骨**　**穿山甲**　**海螵蛸**　**鸠屎**并同麝香，吹耳。

羊屎同燕脂末吹。

鲤鱼肠、脑　**鳗鲡鱼骨**　**鱼酢**　**鼠肝**并塞聤耳，引虫。

石首鱼枕　**夜明砂**并掺入耳。

犬胆同矾，塞。

发灰同杏仁塞。

人牙灰吹五般聤耳。

【虫物入耳】

半夏同麻油。

百部浸油。

苍耳汁　**葱汁**　**韭汁**　**桃叶汁**　**姜汁**　**酱汁**　**蜀椒**　**石胆**　**水银**　**石钱**煎猪脂。

人乳汁　**人尿**　**猫尿**　**鸡冠血**并滴耳。

鳝头灰塞。

石斛插耳，烧熏。

铁刀声并主百虫入耳。

胡麻油煎饼枕之。

车脂涂。

绿矾　**硇砂**同石胆。

龙脑并吹耳。

羊乳　**牛乳**　**牛酪**　**驴乳**　**猫尿**并滴蚰蜒入耳。

鸡肝枕。

猪肪枕之。并主蜈蚣、虫、蚁入耳。

穿山甲灰吹。

杏仁油滴，并主蚁入耳。

灯心浸油，钓小虫、蚁入耳。

鳝血同皂角子虫，滴蝇入耳。

菖蒲塞蚤、虱入耳。

稻秆灰煎汁，滴虱入耳。

皂矾蛆入耳，吹之。

田泥马蟥入耳，枕之。

生金水银入耳，枕之引出。

薄荷汁水入耳中，滴之。

鼻

（鼻渊，流浊涕，是脑受风热；鼻鼽，流清涕，是脑受风寒，包热在内；脑崩臭秽，是下虚；鼻窒，是阳明湿热，生息肉；鼻皶，是阳明热，及血热，或脏中有虫；鼻痛，是阳明风热）

【渊鼽】

〔内治〕〔草菜〕

苍耳子末，日服二钱，能通顶门。同白芷、辛夷、薄荷为末，葱、茶服。

防风同黄芩、川芎、麦门冬、人参、甘草，末服。

川芎同石膏、香附、龙脑，末服。

草乌头脑泄臭秽，同苍术、川芎，丸服。

羌活　**藁本**　**白芷**　**鸡苏**　**荆芥**　**甘草**　**甘松**　**黄芩**　**半夏**　**南星**　**菊花**　**菖蒲**　**苦参**　**蒺藜**　**细辛**　**升麻**　**芍药**并去风热痰湿。

丝瓜根脑崩腥臭，有虫也，烧研服。

〔果木〕

藕节鼻渊，同芎䓖末服。

蜀椒　**辛夷**辛走气，能助清阳上行，通于天。治鼻病而利九窍。头风清涕，同枇杷花末，酒服。

栀子　**龙脑香**　**百草霜**鼻出臭涕，水服三钱。

〔石虫〕

石膏　**全蝎**　**贝子**鼻渊脓血，烧研，酒服。

烂螺壳

〔外治〕

荜茇吹。

白芷流涕臭水，同硫黄、黄丹，吹。

乌叠泥吹。

石绿吹鼻鼽。

皂荚汁，熬膏嗃之。

大蒜同荜茇捣，安囟上，以熨斗熨之。

艾叶同细辛、苍术、川芎末，隔帕安顶门，熨之。

破瓢灰同白螺壳灰、白鸡冠灰、血竭、麝香末，酒、醋，艾上作饼，安顶门，熨之。

车轴脂水调，安顶门熨之。

附子葱涎和，贴足心。

大蒜亦可。

【窒息】

〔内治〕〔草菜〕

白薇肺实鼻塞，不知香臭，同贝母、款冬、百部，为末服。

天南星风邪入脑，鼻塞结硬，流浊涕，每以二钱，同甘草、姜、枣，煎服之。

小蓟煎服。

麻黄　白芷　羌活　防风　升麻　葛根　辛夷　川芎　菊花　地黄　白术　薄荷　荆芥　前胡　黄芩　甘草　桔梗　木通　水芹　干姜

〔果木〕

干柿同粳米，煮粥食。

毕澄茄同薄荷、荆芥，丸服。

槐叶同葱、豉，服。

山茱萸　釜墨水服。

石膏

〔鳞兽〕

蛇肉肺风鼻塞。

羊肺鼻息，同白术、肉苁蓉、干姜、芎䓖为末，日服。

人中白

〔外治〕

细辛鼻齆，不闻香臭，时时吹之。

瓜蒂吹之。或加白矾，或同细辛、麝香，或同狗头灰。

皂荚　麻鞋灰　礜石　麝香并吹。

蒺藜同黄连煎汁，灌入鼻中，嚏出息肉如蛹。

苦瓠汁　马屎汁　地胆汁　狗胆并滴。

狗头骨灰入硇，日嗃之，肉化为水。

青蒿灰　龙脑香　硇砂并滴。

桂心　丁香　蕤核　藜芦　石胡荽　薰草并塞。

菖蒲同皂荚末塞。

蓖麻子同枣塞，一月闻香臭。

白矾猪脂同塞。同硇砂点之，尤妙。同蓖麻、盐梅、麝香，塞。

雄黄一块塞，不过十日，自落。

铁锈和猪脂塞，经日肉出。

蠮螉　狗脑　雄鸡肾并塞鼻，引虫。

猬皮炙研塞。

醍醐小儿鼻塞，同木香、零陵香煎膏，涂顶门，并塞之。

【鼻干】

黄米粉小儿鼻干无涕，脑热也，同矾末，贴囟门。

【鼻痛】

石硫黄搽。

石硫赤冷水调搽，一月愈。

酥　羊脂并涂之。

【鼻伤】

猫头上毛搽破鼻，剪碎，和唾敷。发灰搽落耳、鼻，乘热急蘸灰，缀定，缚住勿动。

【鼻毛】

硇砂鼻中生毛，昼夜长一二尺，渐圆如绳，痛不可忍，同乳香丸服十粒，自落。

【赤鼓】

〔内治〕

凌霄花鼻上酒皶，同栀子末，日服；同硫黄、胡桃、腻粉，揩搽。

使君子酒皶面疱，以香油浸润，卧时嚼三五个，久久自落。

苍耳叶酒蒸焙研，服。

栀子鼻皶面疱，炒研，黄蜡丸服。同枇杷叶为末，酒服。

橘核鼻赤酒皶，炒研三钱，同胡桃一个，擂酒服。

木兰皮酒皶赤疱，醋浸晒研，日服。

百草霜日服二钱。

蜂房炙末，酒服。

大黄　紫参　桔梗　生地黄　薄荷　防风　苦参　地骨皮　桦皮　石膏　蝉蜕　乌蛇

〔外治〕

黄连鼻皶，同天仙藤灰，油调搽。

马蔺子杵敷。

蜀葵花夜涂，旦洗。

蓖麻仁同瓦松、大枣、白果、肥皂丸，洗。

牵牛鸡子白调，夜涂，旦洗。

银杏同酒糟，嚼敷。

槲若鼱瘤脓血，烧灰纳疮中，先以泔煮榆叶，汁洗。

硫黄同枯矾末，茄汁调涂。或加黄丹，或加轻粉。

轻粉同硫黄、杏仁涂。

槟榔同硫黄、龙脑涂；仍研蓖麻、酥油搽。

大枫子同硫黄、轻粉、木鳖子涂。

雄黄同硫黄、水粉，乳汁调敷，不过三五次。或同黄丹。

鸬鹚屎鼻赤，同猪脂涂。

雄雀屎同蜜涂。

没石子水调。

密陀僧乳调。

鹿角磨汁。

石胆并涂擦。

【鼻疮】

黄连同大黄、麝香，搽鼻中。末，敷鼻下赤䘌。

玄参　大黄同杏仁。

杏仁和乳汁。

桃叶研。

盆边零饭烧。

辛夷同麝。

黄檗同槟榔。

芦荟　紫荆花贴。

密陀僧同白芷。

犬骨灰　牛骨灰并主鼻中疮。

海螵蛸同轻粉。

马绊绳灰　牛拳灰并敷小儿鼻下赤疮。

音　声

（音，有肺热，有肺痿，有风毒入肺，有虫食肺。瘂，有寒包热，有狐惑。不语，有失音，有舌强或痰迷，有肾虚喑痱）

【邪热】

〔草部〕

桔梗　沙参　知母　麦门冬并除肺热。

木通　菖蒲并出音声。小儿卒喑，麻油泡汤，服之。

黄芩热病声喑，同麦门冬，丸服。

人参肺热声哑，同诃子，末噙；产后不语，同菖蒲服。

牛蒡子热时声哑，同桔梗、甘草，煎服。

青黛同薄荷，蜜丸服。

马勃失声不出，同马牙消、沙糖，丸服。

燕覆子续五脏断绝气，使语声气足。

灯笼草　瓜蒌　甘草　贝母

〔谷部〕

赤小豆小儿不语，酒和，敷舌。

萝卜咳嗽失音，同皂荚，煎服。

汁，和姜汁服。

胡麻油

〔果木〕

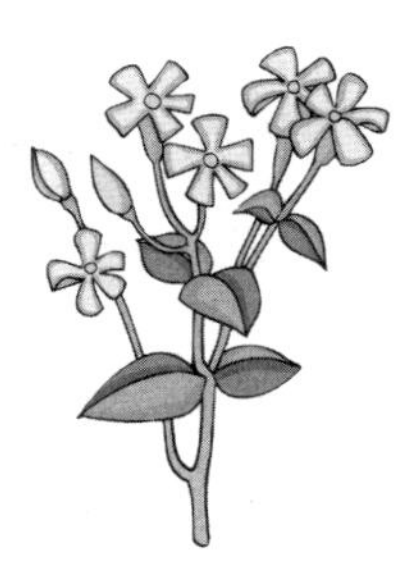

梨汁客热中风不语，卒暗风不语。同竹沥、荆沥、生地汁，熬膏服。

柿润声喉。

槐花炒嚼，去风热失音。

栀子去烦闷喑哑。

诃黎勒小便煎汁，含咽。感寒失音，同桔梗、甘草、童尿，井水煎服；久咳嗽失音，加木通。

杉木灰淋水饮，治肺壅失音。

乳香中风口噤不语。

荆沥　竹沥　竹叶煎汁。

天竹黄并治痰热失音，中风不语。

地骨皮　桑白皮

〔虫禽〕

蝉蜕痖病，为末，水服。

蛤蟆胆小儿失音不语，点舌尖上，立效。

鸡子开喉声。

犀角风热失音。

猪脂肺伤失音，同生姜煮，蘸白芨末食。

猪油肺热暴喑，一斤，炼，入白蜜，时服一匙。

酥　人乳失音，和竹沥服；卒不得语，和酒服；中风不语，舌强，和酱汁服。

人尿久咳失声。

【风痰】

〔草谷〕

羌活贼风失音。中风口噤不语，煎酒饮，或炒大豆投之；小儿，同僵蚕，入麝香、姜汁，服。

蘘荷根风冷失音，汁，和酒服。

天南星诸风，口噤不语，同苏叶、生姜，煎服。小儿痫后失音，煨研，猪胆汁服。

荆芥诸风口噤不语，为末，童尿、酒服。

黄芪风喑不语，同防风，煎汤熏之。

红花男女中风，口噤不语，同乳香服。

远志妇人血噤失音。

白术风湿，舌木强。

防己毒风不语。

附子口卒噤喑，吹之。

白附子中风失音。

黑大豆卒然失音，同青竹算子，煮服；卒风不语，煮汁，或酒含之。

豉汁卒不得语。入美溉服。

酒咽伤声破，同酥，调干姜末服。

干姜卒风不语，安舌下。

生姜汁

〔果木〕

橘皮卒失音，煎呷。

杏仁润声气。卒哑，同桂含之；蜜、酥煮丸噙；生含，主偏风，失音不语。

榧子尸咽痛痒，语音不出，有虫食咽，同芜荑、杏仁、桂，丸噙。

桂风僻失音，安舌下，咽汁。同菖蒲，煎服。

楮枝、叶卒风不语，煮酒服。

东家鸡栖木失音不语，烧灰水服，尽一升，效。

〔石器〕

密陀僧惊气入心，暗不能言，茶服一匙，平肝去怯也。

雄黄中风舌强，同荆芥末，豆淋酒服。

矾石中风失音，产后不语，汤服一钱。痰盛，多服，吐之。

孔公孽令喉声圆。

履鼻绳尸咽，语声不出，有虫，烧灰，水服。

梭头失音不语，刺手心，痛即语。

〔虫介〕

白僵蚕中风失音，酒服。

五倍子　**百药煎**　**龟尿**中风舌暗不语，小儿惊风不语，点舌下。

真珠卒忤不语，鸡冠血丸，纳口中。

〔禽人〕

鸡屎白中风失音，痰迷，水煮服。

乱发灰中风失音，百药不效，同桂末酒服。

（张实之曰：篇中尸咽，半作尸烟，今通写作咽）

牙　齿

（牙痛，有风热、湿热、胃火、肾虚、虫龋）

【风热、湿热】

〔草部〕

秦艽阳明湿热。

黄芩中焦湿热。

白芷阳明风热。同细辛，掺；入朱砂，掺。

黄连胃火湿热。牙痛恶热，揩之，立止。

升麻阳明本经药，主牙根浮烂疳䘌。胃火，煎漱。

羌活风热，煮酒漱。同地黄末，煎服。

当归 **牡丹** **白头翁** **薄荷**风热。

荆芥风热，同葱根、乌柏根，煎服。

细辛和石灰，掺。

缩砂仁嚼。

荜茇并去口齿浮热。木鳖子嗃鼻，立效如神。

附子尖同天雄尖、蝎梢末，点之，即止。

大黄胃火牙痛。烧研，揩牙，同地黄贴之，立效。

生地黄牙痛牙长，并含咋之；食蟹龈肿，皂角蘸汁炙研，掺之。

苍术盐水浸烧，揩牙，去风热、湿热。

香附同青盐、生姜，日擦固齿。同艾叶，煎漱。

牛蒡根热毒风肿，到汁，入盐熬膏，涂龈上。

积雪草塞耳。

红豆蔻 **酸草** **鹅不食草**并箬鼻。

山柰入麝，擦牙，吹鼻。

芎䓖 **山豆根** **大戟**并咬含。

木鳖子磨醋。

高良姜同蝎。

青木香并擦牙。

薰草同升麻、细辛。

屋游同盐。

瓜蒌皮同蜂房。

鹤虱 **地菘** **红灯笼枝** **芭蕉汁** **苍耳子** **恶实** **青蒿** **猫儿眼睛草** **瓦松**同矾。

蔷薇根

〔谷菜〕

薏苡根 **胡麻** **黑豆**并煎漱。

萝卜子 **莳萝**并嗃鼻。

水芹利口齿。

赤小豆 **老姜**同矾。

干姜同椒。

鸡肠草同旱莲、细辛。

苋根烧。

灰藋烧。

茄科烧。

丝瓜烧。并同盐擦。

大蒜煨，擦。

芸苔子同白芥子、角茴，嗃鼻。

马齿苋汁。

木耳同荆芥。

壶卢子

〔果木〕

桃白皮同柳、槐皮。

李根白皮并煎漱。

胡椒去齿根浮热。风、虫、寒三痛，同绿豆，咬之；同荜茇，寒孔。

荔枝风牙痛，连壳入盐，烧揩。

瓜蒂风热痛，同麝香，咬。

蜀椒坚齿。风、虫、寒三痛，同牙皂，煎醋漱。

吴茱萸煎酒。

荷蒂同醋。

秦椒 **杉叶**风虫，同芎䓖、细辛，煎酒漱。

松叶 **松节**并煎水，入盐或酒漱。

松脂揩。

桂花风、虫牙痛。

辛夷面肿引痛。

乳香风虫，嚼咽。

地骨皮虚热上攻，同柴胡、薄荷，水煎漱之。

槐枝 **柳白皮** **白杨皮** **枳壳** **臭橘皮** **郁李根** **竹沥** **竹叶**同当归尾煎。

荆茎同荆芥、荜茇，煎。

郁李根并煎漱。

没石子 **皂荚**同盐、矾烧。

肥皂荚同盐烧。

无患子同大黄、香附、盐煅。

丁香远近牙痛，同胡椒、荜茇、全蝎末，点之，立止。

枫香年久齿痛。

龙脑同朱砂。

〔土石〕

蚯蚓泥烧。并揩牙。

壁上尘土同盐烧，箬鼻。

金钗烧，烙。

白银风牙，烧赤，淬火酒，漱之，即止。

石膏泻胃火。同荆芥、防风、细辛、白芷末，日揩。

白矾煎漱，止血，及齿碎。

黄矾漱风热牙疼。

食盐揩牙洗目，坚牙明目，止宣露；卧时封龈，止牙痛出血；槐枝煎过，去风热；皂角同烧，去风热。

青盐同上。

川椒煎干，揩牙，永无齿疾。

朴消皂荚煎过，擦风热及食蟹龈肿。

雄黄同干姜箬鼻。

铅灰

〔虫禽兽部〕

白僵蚕同姜炒。

蚕退纸灰并揩擦。

露蜂房同盐烧，擦；同全蝎擦。同细辛，漱；煎酒漱。

百药煎风热，泡汤含；同玄胡索末、雄黄末，擦。

白马头蛆取牙。

全蝎 **五灵脂**恶血齿痛，醋煎漱。

雄鸡屎烧咬。

羊胫骨灰湿热，同当归、白芷，擦。

诸朽骨风热，煨咬。

【肾虚】

〔草菜〕

旱莲草同青盐炒焦，揩牙，乌须固齿。

补骨脂同青盐日揩。风虫，同乳香。

蒺藜打动牙痛，擦漱。

骨碎补同乳香，塞。

独蒜熨。

甘松同硫黄，煎漱。

牛膝含漱。

地黄

〔石兽〕

石燕子揩牙，坚固、止痛及齿疏。

硫黄肾虚，入猪脏，煮丸服。

羊胫骨灰补骨。

【虫䘌】

〔草部〕

桔梗同薏苡根，水煎服。

大黄同地黄，贴。

镜面草　**蜀羊泉**　**紫蓝**并点。

雀麦同苦瓠叶，煎醋炮，纳口中，引虫。

覆盆子点牙，取虫。

荜茇同木鳖子，嗃鼻；同胡椒，塞孔。

细辛　**莽草**　**苦参**　**恶实**并煎漱。

附子塞孔，又塞耳。

羊踯躅蜡丸。

藤黄　**乌头**　**草乌头**　**天南星**　**芫花**并塞孔。

山柰　**莨菪子**　**艾叶**

〔菜谷〕

韭子并烧烟熏。

韭根同泥贴，引虫。

茄根汁涂。

烧灰贴。

烧酒浸花椒，漱。

〔果木〕

银杏食后生嚼一二枚。

地椒同川芎揩。

杨梅根皮　**酸榴根皮**　**吴茱萸根**并煎漱。

杏仁煎漱，或烧烙。

桃橛烧汁滴。

桃仁　**柏枝**并烧烙。

皂荚子醋煮，烙之。

胡桐泪为口齿要药。湿热牙痛，及风疳、䘌齿、骨槽风，为末，入麝，夜夜贴之；宣露臭气，同枸杞根，漱；䘌黑，同丹砂、麝香，掺。

巴豆风虫，绵裹咬；烧烟熏；同蒜，塞耳。

阿魏同臭黄，塞耳。

丁香齿疳，䘌露黑臭，煮汁食；同射干、麝香，揩。

海桐皮煮汁并漱。

槐白皮　**枸橘刺**　**鼠李皮**　**地骨皮**醋。

枫柳皮　**白杨皮**　**白棘刺**并煎漱。

樟脑同朱砂揩。同黄丹、肥皂，塞孔。

楤白皮塞孔，牙自烂。

乳香同椒，或巴豆，或矾，塞孔。

松脂　**芦荟**　**芜荑**　**天蓼根**

〔金石〕

花硷　**石咸**并塞孔。

铁铧头积年齿䘌，烧赤，入硫黄、猪脂，熬沸，柳枝揾药烙之。

砒霜同黄丹，蜡丸塞耳。

石灰风虫，和蜜煅擦。沙糖和，塞孔。

雄黄和枣塞。

硇砂塞孔。

轻粉同黄连掺。

土朱同荆芥掺。

绿矾

〔虫鳞〕

五倍子并掺。

蟾酥同胡椒，丸咬。

蜘蛛焙研，入麝掺。

地龙化水，和面，塞孔，上敷皂荚末。同玄胡索、荜茇末，塞耳。

钱窠包乳香，烧，纳孔中；包胡椒，塞耳。

石蜜　**竹蜂**　**蚺蛇胆**同枯矾、杏仁，掺。

鳞蛇胆　**海虾鲊**

〔禽兽〕

雀屎　**燕屎**并塞孔。

夜明砂同蟾酥，丸咬。

啄木鸟烧，纳孔中。舌，同巴豆点之。

猪肚咬之，引虫。

熊胆同猪胆、片脑，搽。

麝香咬之，二次断根。

豺皮灰敷。

【齿疏】

沥青入细辛，掺。

寒水石煅，同生炉甘石，掺。

【齿长】

白术牙齿日长，渐至难食，名髓溢，煎水漱之。

生地黄咋之。

【齿缺】

银膏补之。

【生齿】

雄鼠脊骨研揩，即生。

雌鼠屎日拭一枚，三七日止。

黑豆牛屎内烧存性，入麝，掺之，勿见风，治大人小儿牙齿不生。牛屎中豆，尤妙。

路旁稻粒点牙落处，一七下，自生。

乌鸡屎雌雄各半，入旧麻鞋灰、麝香少许，擦之。

【齿齼】

胡桃食酸齿齼，嚼之即解。

【妒齿】

地骨皮妒齿已去，不能食物，煎水漱之。

风瘙疹痱

【内治】

同丹毒。

苍耳花、叶、子各等分为末，以炒焦黑豆，浸酒，服二钱，治风热瘾疹，搔痒不止。

苦参肺风皮肤瘙痒，或生瘾疹疥癣，为末，以皂角汁熬膏，丸服。

枸橘核为末，酒服，治风瘙痒。

赤土风瘙痒甚，酒服一钱。

云母粉水服二钱。

蜜酒服。

黄蜂子　**蜂房**同蝉蜕，末服。

白僵蚕酒服。

全蝎

【外治】

白芷　**浮萍**　**槐枝**　**盐汤**　**吴茱萸**煎酒。

楮枝叶　**蚕沙**并洗浴。

景天汁　**石南汁**　**枳实汁**　**芒消汤**　**矾汤**并拭摩。

枳壳炙，熨风疹，肌中如麻豆。

燕窠土涂。

铁锈磨水，摩。

石灰醋和涂，随手即消。

烂死蚕涂赤白游疹。

吊脂涂。

虾捣涂。

海虾鲊贴。

鳝血涂赤游风。

鲤鱼皮贴

【痱疹】

升麻洗。

菟丝汁抹。

绿豆粉同滑石扑。

枣叶和蛤粉扑。

慈姑叶汁调蚌粉掺。

楝花末掺。

冬霜加蚌粉掺。

腊雪抹。

屋上旧赤白垩掺。

壁土　**不灰木**　**滑石**　**井泉石**同寒水石。

石灰同蛤粉、甘草，涂。

蚌粉

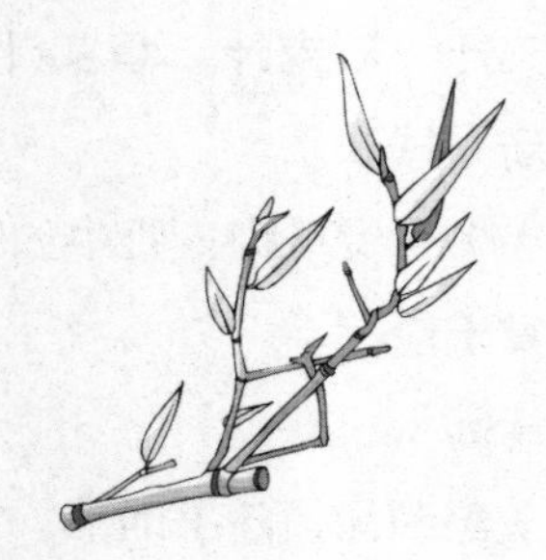

唇

（脾热，则唇赤或肿；寒，则唇青或噤；燥，则唇干或裂；风，则唇动或㖞；虚，则唇白无色；湿热，则唇沲湿烂；风热，则唇生核；狐，则上唇有疮；惑，则下唇有疮）

【唇沲】

〔草菜〕

葵根紧唇湿烂，乍瘥乍发，经年累月，又名唇沲。烧灰，和脂涂。

赤苋　**马齿苋**　**蓝汁**并洗。

马芥子敷。

缩砂烧涂。

〔果木〕

甜瓜噙。

西瓜皮烧噙。

桃仁　**青橘皮**烧。

橄榄烧。

黄檗蔷薇根汁调。

松脂化。

〔土石〕

东壁土并涂。

勺上砂挑去，则疮愈。

胡粉

〔虫鳞〕

蛴螬烧。

鳖甲烧。

乌蛇皮烧。

鳝鱼烧。

五倍子同诃子。

〔禽人〕

鸡屎白　**白鹅脂**　**人屎灰**　**头垢**

膝垢并和脂涂。

【唇裂】

〔草谷〕

昨叶何草唇裂生疮，同姜、盐捣擦。

黄连泻火。

生地黄凉血。

麦门冬清热。

人参生津。

当归生血。

芍药润燥。

麻油

〔果服〕

桃仁　橄榄仁　青布灰　屠几垢

〔虫禽〕

蜂蜜　猪脂　猪胰　酥

【唇肿】

〔草木〕

大黄　黄连　连翘　防风　薄荷　荆芥　蓖麻仁　桑汁

〔水石〕

石膏　芒消并涂。

井华水下唇肿痛，或生疮，名驴觜风。以水常润之，乃可擦药。上唇肿痛生疮，名鱼口风。

〔兽部〕

猪脂唇肿黑，痛痒不可忍，以瓷刀去血，以古钱磨脂，涂之。

【唇核】

猪屎汁温服。

【唇动】

薏苡仁风湿入脾，口唇　动，唇揭，同防己、赤小豆、甘草，煎服。

【唇青】

青葙子　决明并主唇口青。

【唇噤】

〔草谷〕

天南星擦牙，煎服。

葛蔓灰，点小儿口噤。

艾叶敷舌。

荆芥　防风　秦艽　羌活　芥子醋煎，敷舌。

大豆炒黑，酒擦牙。

〔木土〕

苏方木　青布灰，酒服，仍烧刀上，取汁搽。

白棘钩水服。

竹沥　荆沥　皂荚　乳香　伏龙肝澄水服。

〔虫兽〕

白僵蚕发汗。

雀屎水丸服。

鸡屎白酒服。

白牛屎　牛涎　牛黄　猪乳　驴乳并治小儿口噤。

【唇疮】

〔草菜〕

蓝汁洗。

葵根烧。

瓦松烧。

缩砂壳烧。

越瓜烧。

〔果木〕

槟榔烧。

青皮　竹沥和黄连、黄丹、黄檗，涂。

白杨枝烧。

鸡舌香　梓白皮

〔服器〕

青布烧涂。

木履尾煨，拄两吻，二七次。

箸头烧。

几屑烧涂。

东壁土和胡粉。

胡燕窠土　新瓦末　胡粉同黄连搽。

蜂蜜　龟甲烧。

甲煎　甲香并涂。

发灰小儿燕口疮，饮服，并涂。

咽　喉

（咽痛，是君火，有寒包热；喉痹，是相火，有嗌疽，俗名走马喉痹，杀人最急，惟火及针烽效速，次则拔发、咬指、吐痰、嗃鼻）

【降火】

〔草部〕

甘草缓火，去咽痛，蜜炙，煎服；肺热，同桔梗煎。

桔梗去肺热。利咽嗌，喉痹毒气，煎服。

知母　黄芩并泻肺火。

薄荷　荆芥　防风并散风热。

玄参去无根之火。急喉风，同鼠粘子，末服；发斑咽痛，同升麻、甘草，煎服。

蠡实同升麻煎服。根、叶同。

恶实除风热，利咽膈。喉肿，同马蔺子末服。悬痈肿痛，同甘草煎咽，名开关散。

牛蒡根捣汁服，亦煎。

射干喉痹咽痛，不得消息，利肺热，捣汁服，取利。

灯笼草热咳咽痛，末服，仍醋调，外涂。

白头翁下痢咽痛，同黄连、木香，煎服。

麦门冬虚热上攻，咽痛，同黄连丸，服。

缩砂热咳咽痛，为末，水服。

悬钩子茎喉塞，烧研，水服。

蔷薇根尸咽，乃尸虫上蚀，痛痒，语声不出，同甘草、射干，煎服。

瓜蒌皮咽喉肿痛，语声不出，同僵蚕、甘草，末服。

乌敛莓同车前、马兰，杵汁咽。

络石喉痹欲死，煎水，呷之。

马勃蜜水揉，呷；马喉痹，火消，吹之。

龙胆　**大青**　**红花**　**鸭跖草**　**紫葳**并捣汁服。

榼藤子烧。

鹅抱　**忍冬**并煎酒服。

通草含咽，散诸结喉痹。

灯心草烧灰，同盐，吹喉痹，甚捷。同蓬砂，同箬叶灰，皆可。同红花灰，酒服一钱，即消。

葛蔓卒喉痹，烧灰。

木通咽痛喉痹，煎水呷。

商陆熨、灸，及煎酒，涂顶。

白芷同雄黄水和，涂顶。

都管草　**百两金**　**钗子股**　**辟虺雷**　**蒺藜**　**谷精草**　**蛇含**　**番木鳖**　**九仙子**　**山豆根**　**朱砂根**　**黄药子**　**白药子**　**苦药子**并可咽，及煎服，末服，涂喉外。

〔谷菜〕

豆豉咽生息肉，刺破出血，同盐涂之，神效。

白面醋和，涂喉外。

水苦荬磨服。

糟酱茄　**丝瓜汁**

〔果木〕

西瓜汁　**橄榄**　**无花果**　**苦茗**并噙咽。

吴茱萸醋调涂足心。

李根皮磨水，涂顶，先以皂末吹鼻。

黄檗酒煮含。喉肿，醋敷之。

龙脑香同黄檗、灯心、白矾（烧），吹。

梧桐泪磨汁扫。

槐花　**槐白皮**　**诃黎勒**　**盐麸子**　**皋芦**　**朴消**并含咽，煎服，末服。

不灰木同玄精石、真珠，丸服。

石蟹磨汁，及涂喉外。

黑石脂口疮咽痛。

食盐点喉风、喉痹、咽痛，甚效。

戎盐　盐蟹汁

〔兽人〕

牛涎并含咽。

牛靥喉痹。

猪肤咽痛。

沙牛角喉痹欲死，烧研，酒服。

牛鼻拳烧灰，缠喉风。

猪胆腊月，盛黄连、朴消，风干，吹之。

腊猪尾烧灰，水服。

败笔头饮服二钱。

鼫鼠肚　人尿并含咽，或人盐。

【风痰】

〔草部〕

羌活喉闭口噤，同牛蒡子，煎灌。

升麻风热咽痛，煎服或取吐。

半夏咽痛，煎醋，呷；喉痹不通，吹鼻；同巴豆、醋，同熬膏，化服，取吐。

天南星同白僵蚕，末服。

菖蒲汁和铁锤酒服。

贝母　细辛　远志并吹之。

蛇床子冬月喉痹，烧烟熏之，其痰自出。

蓖麻油烧燃熏淬，其毒自破。仁，同朴消，研水服之，取吐。

麻黄尸咽痛痒，烧熏。

苍耳根缠喉风，同老姜研，酒服。

木贼烧服一钱，即出血。

高良姜同皂荚，吹鼻。

马蔺根　艾叶　地松　马蹄香　箭头草　益母草　蛤蟆衣同霜梅。

萱草根　瑞香花根　紫菀根　牛膝并杵汁，入酢，灌之，取吐，甚则灌鼻。

藜芦　恒山　钩吻　莽草　荛花并末，吐痰。

白附子同矾，涂舌。

草乌头同石胆吹。

天雄　附子蜜炙含。

蔄茹　云实根汁

〔谷菜〕

饴糖　大豆汁并含咽。

粳谷奴走马喉痹，研服，立效。

稻穰烧煤，和醋，灌鼻，追痰。麻子尸咽，烧服。

青蘘飞丝入咽，嚼咽。

韭根　薤根　芥子并敷喉外。

葱白　独蒜并塞鼻。

百合　桑耳并浸蜜含。

生姜汁和蜜服，治食诸禽中毒，咽肿痹。

萝卜子

〔果木〕

秦椒　瓜蒂并吐风痰。

桃皮　**荔枝根**并煮含。

榧子尸咽，杀虫。

杏仁炒，和桂末服。

白梅同生矾含。

山柑皮　**桂皮**　**荆沥**并含咽。

干漆喉痹欲死，烧烟吸之。

巴豆烧烟，熏淬；纸卷，塞鼻。

皂荚急喉痹，生研点之，即破，外以醋调，涂之。挼水，灌。

乌药煎醋。

桐油　**无患子**研灌，并吐风痰。

楮实水服一个。

枣针烧服。

枸橘叶咽喉成漏，煎服。

胡颓根喉痹，煎服。

紫荆皮　**簟竹叶**　**百草霜**并煎服。

〔土器〕

梁上尘同枯矾、盐、皂，吹。

土蜂窠擦舌根。

漆箸烧烟，熏淬。

故甑蔽烧服。

履鼻绳尸咽，烧服。

牛鼻拳灰

〔金石〕

绿矾并吹喉。

白矾生含，治急喉闭；同盐，点一切喉病；巴豆同煎过，治喉痈甚捷；猪胆盛过，吹；新砖浸，取霜，吹。

蓬砂含咽，或同白梅丸，或同牙消含。

硇砂悬痈卒肿，绵裹含之；喉痹口噤，同马牙消，点之。

代赭石　**马衔**并煎汁服。

车辖烧，淬酒饮。

铁秤锤烧淬，菖蒲汁饮。

铅白霜同甘草含，或同青黛，丸噙。

银朱同海螵蛸吹。

雄黄磨水服；同巴豆研服，取吐下；或入瓶烧烟，熏鼻，追涎。

石胆吹喉痹神方。或入牙皂末。

马牙消同僵蚕末、蓬砂，吹。

消石

〔虫部〕

天浆子并含咽。

白僵蚕喉痹欲死，姜汁调灌。或加南星，加石胆，加白矾，加甘草，加蜂房。同乳香，烧烟熏。

蚕退纸灰蜜丸，含。

桑螵蛸烧，同马勃，丸服。

壁钱同白矾，烧吹。

蜘蛛焙研吹。

五倍子同僵蚕、甘草、白梅，丸含，自破。

土蜂子嗌痛。

蜂房灰

〔鳞介〕

海螵蛸并吹。

黄颡鱼颊骨烧灰，茶服三钱。

鲤鱼胆同灶底灰，涂喉外。

鳢鱼胆水化，灌之。

青鱼胆含咽；或灌鼻，取吐；或盛石胆，阴干，吹。

鲛鱼胆和白矾，扫喉，取吐。

鼋胆薄荷汁，灌，取吐。

蛇蜕烧烟，吸之。裹白梅，含。同当归末，酒服，取吐。

牡蛎

〔禽兽〕

鸡内金烧吹。

鸡屎白含咽。

雄雀水服。

沙糖丸含。

猪脑喉痹已破，蒸熟，入姜食之。

（张实之曰：书中莽草，俱作莽草。今写作莽，从犬，从草）

跌扑折伤

（肠出　杖疮）

【内治活血】

大黄同当归煎服。或同桃仁。

玄胡索豆淋酒服。

刘寄奴同玄胡索，骨碎补，水煎服。

土当归煎酒服。或同葱白、荆芥，水煎服。

三七磨酒。

虎杖煎酒。

蒲黄酒服。

黄葵子酒服。

五爪龙汁，和童尿、酒服。

婆婆针袋儿擂水服，并傅。即萝摩。

何首乌同黑豆、皂角等，丸服，治损宽筋。

黑大豆煮汁，频饮。

豆豉水煎。

寒食蒸饼酒服。

红曲酒服。

生姜汁，同香油，入酒。

补骨脂同茴香、辣桂末，酒服。

干藕同茴香末，日服。

荷叶烧研，童尿服，利血甚效。

白莴苣子同乳香、乌梅、白术，服，止痛。

胡桃擂酒。

杏枝　**松节**　**白杨皮**并煎酒服。

甜瓜叶　**琥珀**　**没药**　**桂**并调酒服。

扶移木皮浸酒。

夜合树皮擂酒服，并封之，和血消肿。

松杨破恶血，养好血。

当归　**蓬莪术**　**三棱**　**赤芍药**

牡丹皮　苏方木　马兰　泽兰　败蒲灰。

童尿酒服。不拘有无瘀血，推陈致新，胜于他药。

白马蹄烧研，酒服，化血为水。

羊角沙糖水炒焦，酒服，止痛。

鹿角恶血骨痛，酒服，日三。

黄明胶同冬瓜皮炒焦，酒服，取汗。亦治多年损痛。

雄鸡血和酒，热饮至醉，痛立止也。

鸦右翅瘀血攻心，面青气短，七枚，烧研，酒服，当吐血，愈。

鲍鱼煎服，主损伤，瘀血在四肢不收者。

水蛭酒服，行血。或加大黄、牵牛，取利。

麻油入酒服，烧热地卧之，觉，即疼肿俱消。

黄茄种消青肿，焙末，酒服二钱，一夜平；重阳收，化为水服，散恶血。

猪肉伤损，血在胸膈，不食者，生剁，温水送下二钱，即思食。

【内治接骨】

骨碎补研汁，和酒服，以滓傅之。或研入黄米粥，裹之。

地黄折臂断筋损骨，研汁，和酒服，一月即连续，仍炒热贴。

白芨酒服二钱，不减自然铜也。

黄麻灰同发灰、乳香，酒服。

接骨木煎服。

卖子木去血中留饮，续绝补髓。

自然铜散血止痛，乃接骨要药。

铜屑酒服。

古文钱同真珠、甜瓜子末，酒服。

铜钴鉧水飞，酒服二钱，不过再服。

生铁煎酒，散血。

铁浆粉闪肭脱臼，同黍米、葱白炒焦，酒服，仍水、醋调傅。

无名异酒服，散血。入乳、没，接骨。

乌古瓦煅研，酒服，接骨神方。

胡粉同当归、莪术末，苏木汤服。

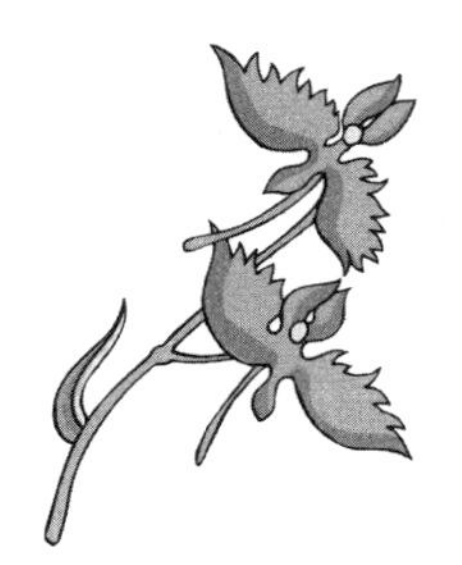

䗪**虫**接骨神药，擂酒服。或焙存性，酒服三钱。或入自然铜末。一用乳、没、龙骨、自然铜等分，麝香少许，每服三分，入干䗪末一个，酒服。又可代杖。秘方。又土鳖炒干，巴豆霜、半夏等分，研末，每黄酒服一、二分，接骨如神。

龟血酒服，捣肉封之。

蟹擂酒，连饮数碗，以滓封之，半日骨内有声，即接。干者，烧研，酒服。

鹗骨烧研，同煅过古钱等分，每酒服一钱，接骨极效。

雕骨烧末，酒服二钱，随病上下。

鹰骨同上。

人骨同乳香、红绢灰，酒服。

少妇发一团，包乳香一块，烧过，酒服一字，妙。

【外治散淤接骨】

大黄姜汁调涂，一夜变色。

凤仙花叶捣涂频上，一夜即平。

半夏水调涂，一夜即消。

附子煎猪脂、醋涂。

糯米寒食浸，至小满晒研，如用，水调涂之。

白杨皮血沥在骨肉间，痛不可忍，杂五木，煎汤服之。

黄土淤血凝痛欲死，蒸热布裹，更互熨之，死者亦活也。

白矾泡汤熨之，止痛。闪出骨窍，同绿豆、蚕沙，炒傅。

乌鸡一切折伤，兽触胸腹者，连毛捣烂，醋和，隔布搨之，待振寒欲吐，除取下，再上。

牛马血折伤垂死，破牛或马腹纳入，浸热血中，愈。

苎叶和石灰，捣收。

地黄炒热，杵泥。

灯心嚼。

牛膝　**旋花根**　**紫苏**　**三七**　**莨菪子**　**蛇床**　**瓜蒌根**　**白蔹**　**土瓜根**　**茜根**　**地锦**　**骨碎补**　**水萍**　**威灵仙**　**何首乌**　**稻瓤**　**黍米**烧。

麦麸醋炒。

麦面水和，并服。

稗草　**绿豆粉**炒紫。

豆黄　**豆腐**贴，频易。

酒糟　**葱白**煨。

萝卜　**生姜**同葱白、面炒。汁，同酒调面。

桃仁　**李核仁**　**肥皂**醋调。

盐杨梅和核研。

桑白皮煎膏。

降真香　**骐驎竭**　**水桐皮**　**乳香**　**没药**　**落雁木**　**质汗**　**桑叶**　**卮子**同面捣。

蜜栗子　**石青**　**故绯**　**炊单布**　**蛤蚧**　**吊脂**　**海螵蛸**　**鳔胶**水煮。

鳖肉　**龟肉**生捣。

摄龟并生捣。

熊肉贴。

羊脂　**野驼脂**　**牦牛酥**　**牛髓**

猪髓并摩。

黄牛屎炒罯。

白马屎炒罯。

诸朽骨唾磨涂。

猪肉炙贴。

牛肉炙贴。

乌毡盐、醋煮热，裹。并消淤血青肿。

紫荆皮伤跟青肿，童尿浸研，和姜、苄汁，涂之。

釜底墨涂手搔疮肿。

母猪蹄煮，洗伤挞诸败疮。

栗子筋骨断碎，淤血肿痛，生嚼涂之，有效。

蟹肉筋骨折伤断绝，连黄捣泥，微纳罯，筋即连也。

五灵脂骨折肿痛，同白芨、乳、没，油调涂；接骨，同茴香，先傅乳香，次涂小米粥，乃上药，帛裹木夹，三五日。

狗头骨接骨，烧研，热醋调涂。

牛蹄甲接骨，同乳、没烧研，黄米糊和傅。

芸苔子同黄米、龙骨，接骨。

鞋底灰同面和。

【肠出】

热鸡血金疮肠出，干人屎末抹之，桑白皮缝合，以血涂之。

慈石金疮肠出，纳入，同滑石末，米饮，日服二钱。

人参胁腹肠出，急抹油内入，人参、枸杞汁淋之，吃羊肾粥，十日愈。

小麦金疮肠出，煮汁噀面。

大麦煮汁，洗贴推入，但饮米糜。

冷水坠损肠出，喷其身面则入。

【内治】

童尿杖毕，即和酒服，免血攻心。

三七酒服三钱，血不冲心，仍嚼涂之。

红曲擂酒服。

大黄煎酒服，下去淤血，外以姜汁或童尿调涂。一夜，黑者，紫；二夜，紫者，白。

无名异临时服之，杖不甚伤。

䗪虫方见折伤。

白蜡酒服一两。

人骨烧末酒服。并杖不痛。

【外治】

半夏未破者，水调涂，一夜血散。

凤仙花叶已破者，频涂，一夜血散。冬用干。

葱白炒罯。

酒糟隔纸罨之。

豆腐热贴，色淡为度。

萝卜捣贴。

羊肉热贴。

猪肉热贴。

芙蓉同皂角、鸡子白。

绿豆粉同鸡子白。

黄土同鸡子、童尿，不住上。

石灰油调。或和猪血，烧三次，研。

滑石同大黄、赤石脂。

水粉同水银、赤石脂。

雄黄同密陀僧，或同无名异。

乳香煎油。或入没药、米粉。

牛蒡根、叶涂之，永不畏风。

大豆黄末。

黍米炒焦。

马齿苋杵。

赤龙皮烧。

五倍子醋炒。

血竭　**密陀僧**香油熬膏。

松香　**黄蜡**并熬膏。

鸡子黄熬油。

猪胆汁扫。

未毛鼠同桑椹浸油扫之。

黄瓜六月六日瓶收，浸水扫之。

猪蹄汤洗。

羊皮卧之，消青肿。

外伤诸疮

（漆疮、冻疮、皴疮、灸疮、汤火疮）

【漆疮】

蜀椒洗。涂鼻孔，近漆亦不生疮。

芥　**苋**　**薄荷**　**山楂**　**茱萸**　**荷叶**　**杉材**　**黄栌**　**柳叶**　**铁浆**　**新汲水**并洗。

韭汁。

白菘汁。

鸡肠草汁。

蜀羊泉汁。

井中苔、萍、蓝汁。

贯众末。

苦芙末。

秫米末。

无名异末。

白矾化汤。

石蟹磨汁。

芒硝化。

蟹黄化。

猪脂　**羊乳**并涂。

猪肉内食肉，外嚼穄米涂。

【冻疮】

甘草煎水洗，涂以三黄末。

麦苗煮汁。

茄根、茎、叶煮汁。

马屎煮汁。

酒糟浸水。

米醋　热汤并浸洗。

姜汁熬膏。

桐油熬发。

鼠熬猪脂。

附子面调。

大黄水调。

黄檗乳调，或加白蔹。

藕蒸杵。

柏叶炙研。

松叶炙研。

橄榄烧。

老丝瓜灰。

蟹壳灰。

鹅掌黄皮灰。

原蚕蛾　蜜蜡化。

鸭脑　鸡脑　雀脑　蒿雀脑　豚脑并涂抹皴裂。

腊酒糟同猪脂、姜汁、盐，炒热掺之。

五倍子同牛髓，或同牛鼻绳灰，填之。

银杏嚼。

白芨嚼。

铁蒸　獭足灰。

白鹅膏　猪膏　牛脑　马鬐膏　狼膏　鹧鸪膏并涂。

牛皮胶涂尸脚裂。

鸡屎煮汁，浸尸脚裂。

蜀椒煮洗。

含水藤汁洗。

酒化猪脑，或膏洗。

【灸疮】

黄芩灸疮血出不止，酒服二钱，即止。

白鱼灸疮不发，作脍食。

青布灰。

鳢肠并贴灸疮。

薤白煎猪脂涂。

菾菜　茅花　瓦松　木芙蓉　楸根皮、叶　车脂　海螵蛸　牛屎灰。

兔皮及毛并涂灸疮不瘥。

鹰屎白灸疮肿痛，和人精涂。

灶中黄土煮汁淋洗。

【汤火伤疮】

柳叶汤火毒，入腹热闷，煎服。皮，烧傅。

人尿火烧，不识人，发热，顿饮

一、二升。

生萝卜烟熏欲死，嚼汁咽。又嚼，涂火疮。

当归煎麻油、黄蜡。

丹参同羊脂。

地黄同油、蜡，熬膏。

甘草蜜煎。

大黄蜜调。

蓖麻仁同蛤粉。

苦参油调。

白芨油调。

黄葵花浸油。

赤地利灭痕。

蛇莓止痛。

大麦炒黑。

小麦炒黑。

麦面同卮子研。

荞麦炒研。

胡麻生研。

绿豆粉　黍米炒。

粟米炒。

蒸饼烧。

白饧烧。

胡桃烧。

杨梅树皮烧，和油。

乌柿木皮灰。

榆白皮嚼。

黄栌木　杉皮烧。

松皮烧。

柏根白皮煎猪脂。

柏叶止痛，灭痕。

栀子鸡子白调。

木芙蓉油调。

山茶花油调。

经霜桑叶烧。

木炭磨汁。

坩埚入轻粉。

饼炉灰油调。

铁锈桐油调。

银朱菜油调。

赤石脂同寒水石、大黄，水调。

云母石同羊髓。

金刚石磨水。

赤土磨水。

蚯蚓泥菜油调。

井底泥　乌古瓦　胡粉　青琅玕　寒水石烧。

石膏　古石灰炒。

甘焦油　刘寄奴　蜀葵花　葵菜　白蔹　浮萍　景天　龙舌草　佛甲草　垣衣灰。

石苔灰。

井中苔、蓝　菰根　稻草灰。

生姜　败瓢灰。

黄瓜化水。

茄花　丝瓜叶汁。

榉叶　槐实　荆茎灰。

桐油　鸡子黄熬油。

鲫鱼蒸油，埋土中，七日收。

蜂蜜同薤白杵。

猪胆调黄檗。

牡鼠煎油。

虎骨炙研。屎中骨同。

猪毛尾同烧灰，和胶。

鹿角胶化。

黄明胶　**牛屎**湿涂。

乌毡灰。

蜀水花　**蚕蛾**　**海螵蛸**　**鲤鱼烂螺壳**烧。

蛤粉　**人精**和鹰屎白，或女人精，涂。

人中白并涂。

食盐但汤火伤，先以盐掺护肉，乃用涂药。

海蛇贴。

梨贴之，免烂。

皂矾化水洗，疼即止。

酱汁　**米醋**并洗，以滓傅。

薄荷汁。

黄檗末，并涂冬月向火，两股生疮湿痒。

胎　前

（子烦，胎啼）

【安胎】

黄芩同白术，为安胎清热圣药。

白术同枳壳，丸服，束胎易生。

续断三月孕，防胎堕，同杜仲，丸服。

益母草子同。胎前，宜熬膏服。

丹参安生胎，落死胎。

青竹茹八、九月伤动作痛，煎酒服。

竹沥因交接动胎，饮一升。

白药子胎热不安，同白芷，末服。

黄连因惊胎动出血，酒饮。

知母月未足，腹痛如欲产状，丸服。

枳壳腹痛，同黄芩，煎服。同甘草、白术，丸服，令胎瘦易生也。

大枣腹痛，烧研，小便服。

缩砂仁行气止痛。胎气伤动，痛不可忍，炒研，酒服；子痫昏瞀，炒黑，酒下。

香附子安胎顺气，为末，紫苏汤服，名铁罩散；恶阻，同藿香、甘草末，入盐汤服。

槟榔胎动下血，葱汤服末。

益智子漏胎下血，同缩砂末，汤服。

大腹皮　**榉皮**　**陈橘皮**　**藿香**　**木香**　**紫苏**并行气安胎。

芎䓖损动胎气，酒服二钱。亦可验胎有无。

当归妊娠伤动，或子死腹中。服此，未损，即安；已损，即下。同芎䓖末，水煎服；堕胎下血，同葱白，煎服。

朱砂上症，用末一钱，鸡子白三枚，和服。未死，安；已死，出。

葱白下血抢心困笃，浓煎服。未死，安；已死，出。

薤白同当归煎服。

艾叶妊娠下血，半产下血，仲景胶艾汤主之；胎动心痛腰胀，或下血，或子死腹中，煮酒服；胎迫心，煮醋服。

阿胶胎动下血，葱豉汤，化服；葱、艾，同煎服；尿血，饮服；血痢，大便血，煎服。

黄明胶酒服。

秦艽同甘草、白胶、糯米，煎服。同阿胶、艾叶，煎服。

木贼同芎䓖末，煎服。

生地黄捣汁，或末，或渍酒，或煮鸡子。

桑寄生同阿胶、艾叶煎。

酱豆炒研，酒服。

赤小豆芽酒服，日三。亦治漏胎。

桃枭烧服。

莲房烧服。

百草霜同棕灰、伏龙肝、童尿，酒服。

鸡子二枚，生，和白粉食。

鹿角同当归煎服；腰痛，烧，投酒中七次，饮。

生银煎水，或同苎根，煎酒服。

代赭石　**鹿茸**　**麋角**　**黑雌鸡**　**豉汁**　**大蓟**　**蒲黄**　**蒲蒻**　**卖子木**并止血安胎。

菖蒲半产下血不止，捣汁服。

荷鼻胎动见黄水，一个，烧研，糯米汤服。

糯米胎动下黄水，同黄芪、芎䓖，煎服。

秫米同上。

粳米同上。

蜜蜡下血欲死，一两，化，投酒半升服，立止。

熟地黄漏胎不止，血尽则胎死，同生地黄末，白术汤服；腹痛脉虚，同当归。丸服。

苎根同银煎服。

葵根烧灰，酒服。

五倍子酒服。

鸡卵黄酒煮，日食。

鸡肝切，和酒食。

龙骨　**铁秤锤**并主漏胎，下血不止。

人参　**黄芪**胎前诸虚。

【外治】

弩弦胎动上膈，系腰立下。

蛇蜕胎动欲产，袋盛系腰下。

伏龙肝研水服。

井底泥　**犬尿泥**并主妊娠伤寒，

涂腹，护胎。

嫩卷荷叶孕妇伤寒，同蚌粉，涂腹，并服之。

【子烦】

竹沥胎气上冲，烦躁，日频饮之。

蒲萄煎服。擂汁亦佳。

黄连酒服一钱。

知母枣肉丸服。

生银同葱白、阿胶，煎服。

蟹爪煎服。

【胎啼】

黄连腹中儿哭，煎汁，常呷。

产 难

【催生】

香附子九月、十月服此，永无惊恐；同缩砂、甘草，末服，名福胎饮。

人参横生倒产，同乳香、丹砂，以鸡子白、姜汁，调服，子母俱安。

白芷煎服。或同百草霜，童尿、醋汤服。

益母草难产及子死，捣汁服。

蒺藜子同贝母，末服，催生坠胎，下胞衣。

贝母末服。

麻子仁倒产，吞二枚。

黄麻根煮服，催生破血，下胞衣。

盐豉烧研，酒服。

皂荚子吞一枚。

柞木皮同甘草煎服。

乳香丸服，末服。同丁香、兔胆，丸服。

龙脑新汲水服少许，立下。

凤仙子水吞。

山楂核吞。

桃仁吞。

牛屎中大豆吞。

槐实内热难产，吞之。

舂杵糠烧服。

柑橘瓤烧服。

莲花　**胡麻**　**赤石脂**　**代赭石**　**禹余粮**　**石蟹**　**蛇黄**煮。

鳔胶烧。

蛟髓　**白鸡距**烧，和酒服。

白雄鸡毛同上。

鸡子白生吞一枚。

乌鸡冠血　**兔血**同乳香，末服。

兔脑同乳香，丸服。头同。

兔皮毛血上攻心，烧末，酒服。

败笔头灰藕汁服。

鼠灰酒服。

骡蹄灰入麝，酒服。

麝香水服一钱，即下。

羚羊角尖刮末，酒服。

狗毛灰酒服。

白狗血血上攻心，酒服。

猪心血和乳香、丹砂，丸服。

真珠酒服一两，即下。

鳖甲烧末，酒服。

龟甲烧末，酒服。矮小女子，交骨不开，同发灰、当归，酒服。

生龟临月，佩之；临时，烧服。

海马　**文鳐鱼**并同。

本妇爪甲烧末，酒服。

人尿煎服。

蚕蜕纸灰同蛇蜕灰，酒服。

土蜂窠泡汤服。

弹丸酒服一钱。

松烟墨水服。

芒消童尿、酒服。

云母粉酒服半两，入口即产。

诸铁器烧赤，淬酒。

布针二七个，烧，淬酒。

铁镬锈同白芷、童尿，入醋服。

马衔煮汁服，并持之。

铜弩牙。

古文钱并淬酒。

铳薁灰酒服。

箭杆同弓弦烧，酒服。

弓弩弦煮汁，或烧灰服。

凿柄木灰酒服。

破草鞋灰酒服。

簸箕淋水服。

车脂吞二豆许。

夫裩带烧五寸，酒服。

钟馗左脚烧末，水服。并主产难，及胞衣不下。

蛇蜕横生逆产，胎衣不下，炒焦，酒服；泡汤，浴产门；同蝉蜕、头发，烧研，酒服。

鹿粪经日不产，干、湿各三钱，为末，姜汤下。

猪膏化酒，多饮。

五灵脂半生半炒，酒服。

牛膝酒煎。

地黄汁，和醋服。

洗儿汤饮。

井底泥水服。

灶突后黑土酒服。并下胎衣。

金箔七片，磨汤服。

【滑胎】

榆白皮末。

牵牛子末服。并临月服之，滑胎易产。

冬葵子末服；同牛膝，煎服。根同。

葵花横生倒产，酒服。

黄葵子汤服。

车前子酒服。或同菟丝子。

蜀黍根酒服。

赤小豆吞之，或煮服；生研，水服，治产后月闭。

马槟榔细嚼数枚，井水下。

当归同芎末、大豆，童尿、流水服。

慈姑汁，服一升。

瞿麦煮汁。

酸浆子吞。

木通　通草　泽泻　预知子　水松　马齿苋　黄杨叶　海带　麦芽　滑石　浆水并主产难，横生逆生，胎衣不下。

蜂蜜横生难产，同麻油各半碗，服，立下。

蒲黄日月未足欲产，及胞衣不下，并水服二钱；同地龙、橘皮，末服，甚妙。

【外治】

蓖麻仁捣，贴足心。

本妇鞋炙，熨腹下。

蚯蚓土炒，搨心下。

牛屎热，涂腹上。并主产难，下生胎、死胎、胞衣。

食盐涂儿足，并母腹。

釜下墨画儿足。并主逆生。

磨刀水盘肠产，摩肠上，内服慈石汤。

赤马皮临产坐之。

马衔　郎君子　飞生　石燕并临时把之。

厕筹烧烟，催生。

女中衣覆井上，下胎衣。

乳发胎衣不下，撩母口中。

市门土八月带之。临产，酒服一钱，易产。

海马　文鳐鱼　獭皮　生龟并临月佩之。

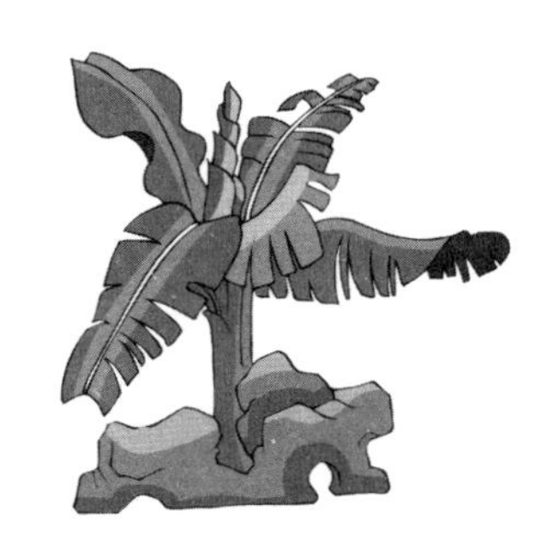

【胎死】

当归同芎末，童尿、流水服。

丹参末。

黄葵子末。

瞿麦煎。

益母草汁。

贝母末，酒服。

鬼臼煎酒。

红花煎酒。

大麦芽煎水。

麦曲煎水，磨胎。

紫金藤　苦瓠灰。

雀麦煎水。

大豆煎醋。

胡麻油和蜜。

肉桂童尿、酒服末。

榆白皮末。

皂荚刺灰酒服。

木莓根皮破血。

炊蔽灰水服。

松烟墨水服。

蓖麻子四枚，同巴豆三枚，入麝香，贴脐。

伏龙肝酒服，仍贴脐下。

水银吞二两，即下。

胡粉水服。

硇砂同当归，酒服。

丹砂水煮过，研末，酒服。

斑蝥一个，烧末，水服。

蟹爪同甘草、阿胶，煎服。

夜明砂灰酒服。

乌鸡煮汁服，仍摩脐下。

鸡卵黄和姜汁服。

雌鸡屎三七枚，煎水，煮米粥食。

鹿角屑葱汤服。

羊血热饮。

人尿煎服。并下死胎及胎衣。

【堕生胎】

附子堕胎，为百药长。

天雄　乌喙　侧子　半夏　天南星　玄胡索　补骨脂　莽草　商陆　瞿麦　牛膝　羊踯躅　土瓜根　薏苡根　茜根　蒺藜　红花　茅根　鬼箭羽　牡丹皮　大麦芽　麦曲　䕡茹　大戟　薇衔　黑牵牛　三棱　野葛　藜芦　干姜　桂心　皂荚　干漆　槐实　巴豆　鼾根　衣鱼　蝼蛄　虻虫　水蛭　䗪虫　蛴螬　蚱蝉　斑蝥　芫青　地胆　蜈蚣　蛇蜕　石蚕　马刀　飞生　亭长　蜥蜴　蟹爪同桂心、瞿麦、牛膝为末，煎酒服。

鸡卵白三家卵，三家盐，三家水，和服。

麝香同桂心。

石蟹　硇砂　水银　胡粉　琉璃瓶研末，黄酒服。

雄黄　雌黄　朴消　代赭　牛黄　茶汤入沙糖少许，露一夜，胎至三月亦下也。

安息香下鬼胎。

芫花根下鬼胎症块，研末一钱，桃仁汤下。内产户，下胎。

土牛膝根染麝香，内产户，下胎。

苦实把豆儿同上。

第五卷 水部

诸水有毒（《拾遗》）

水府龙宫，不可触犯。藏器曰：水之怪魑魎，温峤然犀照水，为神所怒是也。

水中有赤脉，不可断之。

井水沸溢，不可饮。时珍曰：但于三十步内取青石一块投之，即止。

古井眢井不可入，有毒杀人。时珍曰：夏月阴气在下，尤忌之。但以鸡毛投之，盘旋而舞不下者，必有毒也。以热醋数斗投之，则可入矣。古冢亦然。

古井不可塞，令人盲聋。

阴地流泉有毒，二、八月行人饮之，成瘴疟，损脚力。

泽中停水，五、六月有鱼鳖精，人饮之，成瘕病。

沙河中水，饮之，令人喑。

两山夹水，其人多瘿。

流水有声，其人多瘿。

花瓶水，饮之杀人。腊梅尤甚。

炊汤洗面，令人无颜色；洗体，令人成癣；洗脚，令人疼痛生疮。

铜器上汗入食中，令人生疽，发恶疮。

冷水沐头，热泔沐头，并成头风，女人尤忌之。

水经宿，面上有五色者，有毒，不可洗手。

时病后浴冷水，损心胞。盛暑浴冷水，成伤寒。

汗后入冷水，成骨痹。时珍曰：顾闵远行，汗后渡水，遂成骨痹痿蹶，数年而死也。

产后洗浴，成痉风，多死。

酒中饮冷水，成手颤。酒后饮茶水，成酒癖。饮水便睡，成水癖。

小儿就瓢及瓶饮水，令语讷。

夏月远行，勿以冷水濯足。冬月远行，勿以热汤濯足。

雨　水（《拾遗》）

【释名】

〔时珍曰〕地气升为云，天气降为雨，故人之汗，以天地之雨名之。

【气味】

咸，平，无毒。

立春雨水

【主治】

夫妻各饮一杯，还房，当获时有子。神效（藏器）。

宜煎发散及补中益气药（时珍）。

【发明】

〔时珍曰〕虞抟《医学正传》云：立春节雨水，其性始是春升生发之气，故可以煮中气不足、清气不升之药。古方妇人无子，是日夫妇各饮一杯，还房有孕，亦取其资始发育万物之义也。

梅雨水

【主治】

洗疮疥，灭瘢痕，入酱易熟（藏器）。

【发明】

〔藏器曰〕江淮以南，地气卑湿，五月上旬连下旬尤甚。《月令》土润溽暑，是五月中气。过此节以后，皆须曝书画。梅雨沾衣，便腐黑，汗垢如灰汁，有异他水。但以梅叶汤洗之乃脱，余并不脱。

〔时珍曰〕梅雨或作霉雨，言其沾衣及物，皆生黑霉也。芒种后逢壬为入梅，小暑后逢壬为出梅。又以三月为迎梅雨，五月为送梅雨。此皆湿热之气，郁遏熏蒸，酿为霏雨。人受其气则生病，物受其气则生霉，故此水不可造酒醋。其土润溽暑，乃六月中气，陈氏之说误矣。

液雨水

【主治】

杀百虫，宜煎杀虫消积之药（时珍）。

【发明】

〔时珍曰〕立冬后十日为入液，至小雪为出液，得雨谓之液雨，亦曰药雨。百虫饮此皆伏蛰，至来春雷鸣起蛰乃出也。

甘　露（《拾遗》）

【释名】

膏露（《纲目》）

瑞露（《纲目》）

天酒（《纲目》）

神浆

〔时珍曰〕按《瑞应图》云：甘露，美露也。神灵之精，仁瑞之泽，其凝如脂，其甘如饴，故有甘、膏、酒、浆之名。《晋中兴书》云：王者敬养耆老，则降于松柏，尊贤容众，则降于竹苇。《列星图》云：天乳一星明润，则甘露降。已上诸说，皆瑞气所感者也。《吕氏春秋》云：水之美者，三危之露。和之美者，揭雩之露，其色紫。《拾遗记》云：昆仑之山有甘露，望之如丹，着草木则皎莹如雪。《山海经》云：诸沃之野，摇山之民，甘露是饮，不寿者八百岁。《一统志》云：雅州蒙山常有甘露。已上诸说，皆方域常产者也。杜镐言：甘露，非瑞也，乃草木将枯，精华顿发于外，谓之雀饧，于理甚通。

【气味】

甘，大寒，无毒。

【主治】

食之润五脏，长年，不饥神仙（藏器）。

流　水（《拾遗》）

【集解】

〔时珍曰〕流水者，大而江河，小而溪涧，皆流水也。其外动而性静，其质柔而气刚，与湖泽陂塘之止水不同。然江河之水浊，而溪涧之水清，复有不同焉。观浊水流水之鱼，与清水止水之鱼，性色迥别；淬剑染帛，色各不同；煮粥烹茶，味亦有异。则其入药，岂可无辨乎。

千里水、东流水、甘澜水

（一名劳水）

【气味】

甘，平，无毒。

【主治】

病后虚弱，扬之万遍，煮药禁神最验（藏器）。

主五劳七伤，肾虚脾弱，阳盛阴虚，目不能瞑，及霍乱吐利，伤寒后欲作奔豚（时珍）。

逆流水

【主治】

中风、卒厥、头风、疟疾、咽喉

诸病，宣吐痰饮（时珍）。

【发明】

〔藏器曰〕千里水、东流水二水，皆堪荡涤邪秽，煎煮汤药，禁咒神鬼。潢污行潦，尚可荐之王公，况其灵长者哉。《本经》云：东流水为云母石所畏。炼云母用之，与诸水不同，即其效也。

〔思邈曰〕江水，流泉远涉，顺势归海，不逆上流，用以治头，必归于下。故治五劳七伤羸弱之病，煎药宜以陈芦、劳水，取其水不强、火不盛也。无江水，则以千里东流水代之，如泾、渭之类。

〔时珍曰〕劳水即扬泛水，张仲景谓之甘澜水。用流水二斗，置大盆中，以勺高扬之千万遍，有沸珠相逐，乃取煎药。盖水性本咸而体重，劳之则甘而轻，取其不助肾气而益脾胃也。虞抟《医学正传》云：甘澜水甘温而性柔，故烹伤寒阴证等药用之。顺流水性顺而下流，故治下焦腰膝之证，及通利大小便之药用之。急流水，湍上峻急之水，其性急速而下达，故通二便、风痹之药用之。逆流水，洄澜之水，其性逆而倒上，故发吐痰饮之药用之也。

〔宗奭曰〕东流水取其性顺疾速，通膈下关也。倒流水取其回旋流止，上而不下也。

〔张从正曰〕昔有患小便闭者，众工不能治，令取长川急流之水煎前药，一饮立溲，则水可不择乎。

【附方】新三。

目不得瞑乃阳气盛不得入于阴，阴气虚，故目不得瞑。治法饮以半夏汤，用流水千里外者八升，扬之万遍，取其清五升煮之，炊苇薪火，置秫米一升，半夏五合，徐炊令竭为一升，去滓，饮汁一小杯，日三饮，以知为度。详半夏下。（《灵枢经》）

汗后奔豚茯苓桂枝汤，治发汗后脐下悸，欲作奔豚者。茯苓一两，炙甘草二钱半，桂枝三钱，大枣二枚。以甘澜水二升，煮茯苓，减半服之，日再。（张仲景《金匮要略》）

服药过剂烦闷，东流水饮一二升。（《肘后方》）

盐胆水（《拾遗》）

【释名】

卤水

〔藏器曰〕此乃盐初熟，槽中沥下黑汁也。时珍曰：盐下沥水，则味苦不堪食。今人用此水，收豆腐。独孤滔云：盐胆煮四黄，焊物。

【气味】

咸，苦，有大毒。

【主治】

蚀𧏾疥癣，瘘疾虫咬，及马牛为虫蚀，毒虫入肉生子。六畜饮一合，当时死，人亦然。凡疮有血者，不可涂之（藏器）。

痰厥不省，灌之取吐，良（时珍）。

露　水（《拾遗》）

【释名】

〔时珍曰〕露者，阴气之液也，夜气著物而润泽于道傍也。

【气味】

甘，平，无毒。

【主治】

秋露繁时，以盘收取，煎如饴，令人延年不饥（藏器）。

禀肃杀之气，宜煎润肺杀祟之药，及调疥癣虫癞诸散（虞抟）。

百草头上秋露：未晞时收取，愈百疾，止消渴，令人身轻不饥，悦泽。别有化云母作粉服法（藏器）。

八月朔日收取，摩墨点太阳穴，止头痛；点膏肓穴，治劳瘵，谓之天灸（时珍）。

百花上露：令人好颜色（藏器）。

柏叶上露　菖蒲上露：并能明目，旦旦洗之（时珍）。

韭叶上露：去白癜风，旦旦涂之（时珍）。

凌霄花上露：入目损目。

【发明】

〔藏器曰〕薛用弱《续齐谐记》云：司农邓绍，八月朝入华山，见一童子，以五采囊盛取柏叶下露珠满囊。绍问之。答云：赤松先生取以明目也。今人八月朝作露华囊，象此也。又郭宪《洞冥记》云：汉武帝时有吉云国，出吉云草，食之不死。日照之，露皆五色。东方朔得玄、青、黄三露，各盛五合，以献于帝。赐群臣服之，病皆愈。朔曰：日初出处，露皆如饴。今人煎露如饴，久服不饥。《吕氏春秋》云：水之美者，有三危之露，为水即重于水也。

〔时珍曰〕秋露造酒最清冽。姑射神人吸风饮露。汉武帝作金盘承露，和玉屑服食。杨贵妃每晨吸花上露，以止渴解酲。番国有蔷薇露，甚芬香，云是花上露水，未知是否？

〔藏器曰〕凡秋露春雨着草，人素有疮及破伤者触犯之，疮顿不痒痛，乃中风及毒水，身必反张似角弓之状。急以盐豉和面作碗子，于疮上灸一百壮，出恶水数升，乃知痛痒而瘥也。

第六卷 火部

芦火、竹火（《纲目》）

【主治】

宜煎一切滋补药（时珍）。

【发明】

〔时珍曰〕凡服汤药，虽品物专精，修治如法,而煎药者卤莽造次，水火不良，火候失度，则药亦无功。观夫茶味之美恶，饭味之甘餲，皆系于水火烹饪之得失，即可推矣。是以煎药须用小心老成人，以深罐密封，新水活火，先武后文，如法服之，未有不效者。火用陈芦、枯竹，取其不强，不损药力也；桑柴火，取其能助药力；烰炭，取其力慢；栋炭，取其力紧；温养用糠及马屎、牛屎者，取其缓而能使药力匀遍也。

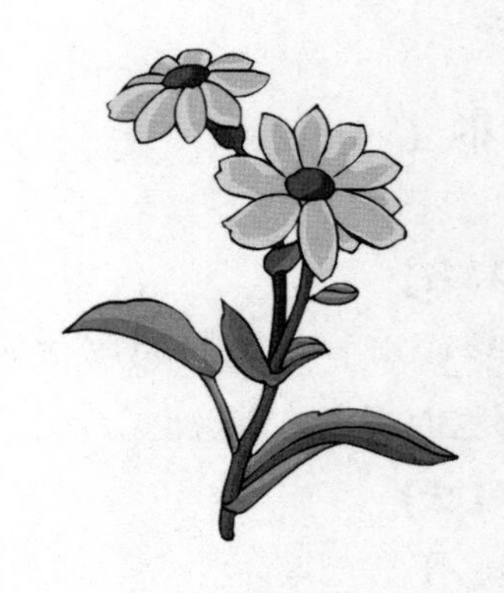

桑柴火（《纲目》）

【主治】

痈疽发背不起，淤肉不腐，及阴疮瘰疬流注，臁疮顽疮，然火吹灭，日灸二次，未溃拔毒止痛，已溃补接阳气，去腐生肌。凡一切补药诸膏，宜此火煎之。但不可点艾伤肌（时珍）。

【发明】

〔震亨曰〕火以畅达拔引郁毒，此从治之法也。

〔时珍曰〕桑木能利关节，养津液。得火则拔引毒气，而祛逐风寒，所以能去腐生新。《抱朴子》云：一切仙药，不得桑煎不服。桑乃箕星之精，能助药力，除风寒痹诸痛，久服终身不患风疾故也。

〔藏器曰〕桑柴火灸蛇，则足见。

炭　火（《纲目》）

【集解】

〔时珍曰〕烧木为炭。木久则腐，而炭入土不腐者，木有生性，炭无生性也。葬家用炭，能使虫蚁不入，竹木之根自回，亦缘其无生性耳。古者冬至、夏至前二日，垂土炭于衡，两端轻重令匀，阴气至则土重，阳气至则炭重也。

【主治】

栎炭火，宜锻炼一切金石药。桴炭火，宜烹煎焙灸百药丸散（时珍）。

白炭

【主治】

误吞金银铜铁在腹，烧红，急为末，煎汤呷之；甚者，刮末三钱，井水调服，未效再服。又解水银、轻粉毒。带火炭纳水底，能取水银出也。上立炭带之，辟邪恶鬼气。除夜立之户内，亦辟邪恶（时珍）。

【附方】新六。

卒然咽噎炭末蜜丸，含咽。（《千金方》）

白虎风痛日夜走注，百节如啮。炭灰五升，蚯蚓屎一升，红花七捻。和熬。以醋拌之，用故布包，更互熨痛处，取效。（《圣惠良方》）

久近肠风下血。用紧炭三钱，枳壳（烧存性）五钱。为末。每服三钱，五更米饮下一服，天明再服，当日见效。忌油腻毒物。（《普济方》）

汤火灼疮炭末，香油调涂。（《济急方》）

白癞头疮白炭烧红，投沸汤中，温洗取效。（《百一方》）

阴囊湿痒桴炭、紫苏叶末，扑之。（《经验方》）。

艾　火（《纲目》）

【主治】

灸百病。若灸诸风冷疾。入硫黄末少许，尤良（时珍）。

【发明】

〔时珍曰〕凡灸艾火者，宜用阳燧、火珠承日，取太阳真火。其次则钻槐取火，为良。若急卒难备，即用真麻油灯，或蜡烛火，以艾茎烧点于炷，滋润灸疮，至愈不痛也。其戛金、击石、钻燧入木之火，皆不可用。邵子云：火无体，因物以为体，金石之火，烈于草木之火，是矣。八木者，松火，难瘥；柏火，伤神多汗；桑火，伤肌肉；柘火，伤气脉；枣火，伤内吐血；橘火，伤营卫经络；榆火，伤骨失志；竹火，伤筋损目也。《南齐书》载武帝时，有沙门从北齐赍赤火来，其火赤于常火而小，云以疗疾，贵贱争取之，灸至七炷，多得其验。吴兴杨道庆虚疾二十年，灸之即瘥。咸称为圣火，诏禁之不止。不知此火，何物之火也。

【附录】

阳燧

〔时珍曰〕火镜也。以铜铸成，其面凹，摩热向日，以艾承之，则得火。《周礼》司烜氏以火燧取明火于日，是矣。

火珠见石部水精下。

烛　烬（《纲目》）

【集解】

〔时珍曰〕烛有蜜蜡烛、虫蜡烛、柏油烛、牛脂烛，惟蜜蜡、柏油者，烬可入药。

【气味】

缺。

【主治】

疔肿，同胡麻、针砂等分，为末，和醋傅之。治九漏，同阴干马齿苋等分，为末，以泔水洗净，和腊猪脂傅之。日三上（时珍）。

神针火（《纲目》）

【主治】

心腹冷痛，风寒湿痹，附骨阴疽，凡在筋骨隐痛者，针之，火气直达病所，甚效（时珍）。

【发明】

〔时珍曰〕神针火者，五月五日取东引桃枝，削为木针，如鸡子大，长五六寸，干之。用时以绵纸三五层衬于患处，将针蘸麻油点着，吹灭，乘热针之。又有雷火神针法，用熟蕲艾末一两，乳香、没药、穿山甲、硫黄、雄黄、草乌头、川乌头、桃树皮末各一钱，麝香五分。为末，拌艾，以厚纸裁成条，铺药艾于内，紧卷如指大，长三四寸，收贮瓶内，埋地中七七日，取出。用时，于灯上点着，吹灭，隔纸十层，乘热针于患处，热气直入病处，其效更速。并忌冷水。

第七卷　土部

胡燕窠土（《拾遗》）

【气味】

无毒。

【主治】

同屎作汤，浴小儿，去惊邪（弘景）。主风瘙瘾疹，及恶刺疮，浸淫疮疮遍身至心者，死，并水和傅之，三两日瘥（藏器）。

治口吻白秃诸疮（时珍）。

【附方】旧三，新八。

湿疮疥疮胡燕窠大者，用托子处土，为末，以淡盐汤洗拭，干傅之，日一上。（《小品方》）

黄水肥疮燕窠土一分，麝香半分。研傅之。（《善济方》）

浸淫湿疮发于心下者，不早治杀人。用胡燕窠中土，研末，水和傅。（葛氏）

口角烂疮燕窠泥傅之，良。（《救急方》）

白秃头疮百年屋下燕窠泥、蠮螉窠。研末，剃后麻油调搽。（《圣济录》）

蠼螋尿疮遍身汁出。以燕窠中土和猪脂、苦酒傅之。（《外台秘要》）

瘭疽恶疮着手足肩背，累累如赤豆，出汁。剥痂，以温醋、米泔洗净，用胡燕窠土和百日男儿屎，傅之。（《千金方》）

皮肤中毒名症疰。用醋和燕窠土傅之。（《千金方》）

风瘙瘾疹胡燕窠土，水和傅之。（《千金方》）

小儿丹毒向阳燕窠土，为末，鸡子白和傅。（《卫生易简方》）

一切恶疮燕窠内外泥粪，研细，油调搽。一加黄檗末。（《瑞竹堂方》）

田中泥（《纲目》）

【主治】

马蝗入人耳，取一盆枕耳边，闻气自出。人误吞马蝗入腹者，酒和一二升服，当利出（时珍）。

井底泥（《证类》）

【主治】

涂汤火疮（《证类》）。

疗妊娠热病，取傅心下及丹田，可护胎气（时珍）。

【附方】新五。

头风热痛井底泥和大黄、芒硝末，傅之。（《千金方》）

胎衣不下井底泥，以鸡子大，井华水服，即下。（《集玄方》）

卧忽不寤勿以火照，但痛啮其踵及足拇趾甲际，而多唾其面，以井底泥涂其目，令人垂头入井中，呼其姓名，便苏也。（《肘后方》）

小儿热疖井底泥傅其四围。（《谈野翁方》）

蜈蚣螫人井底泥频傅之。（《千金方》）

烟　胶（《纲目》）

【集解】

〔时珍曰〕此乃熏消牛皮灶上，及烧瓦窑上黑土也。

【主治】

头疮白秃，疥疮风癣，痒痛流水，取牛皮灶岸为末，麻油调涂。或和轻粉少许（时珍）。

【附方】新三。

牛皮血癣烟胶三钱，寒水石三钱，白矾二钱，花椒一钱半。为末，腊猪脂调搽。（积德堂方）

消渴引饮瓦窑突上黑煤，干似铁屎者，半斤。为末，入生姜四两，同捣，绢袋盛，水五升浸汁，每饮五合。（《圣济录》）

胞衣不下灶突后黑土三指撮，五更酒下。（陈藏器）

香炉灰（《纲目》）

【主治】

跌扑金刃伤损，罨之，止血生肌。香炉岸，主疥疮（时珍）。

土蜂窠（《拾遗》）

【释名】

蠮螉窠。

〔时珍曰〕即细腰蜂也。

【气味】

甘，平，无毒。

【主治】

痈肿风头（《别录》）。

小儿霍乱吐泻，炙研，乳汁服一钱（《圣惠》）。

醋调涂肿毒，及蜘蛛咬（藏器）。

醋调涂蜂虿毒（宗奭）。

治疔肿乳蛾，妇人难产（时珍）。

【附方】新六。

女人难产土蜂儿窠，水泡汤饮之。取时逢单是男，双是女，最验。（《妇人良方》）

肿毒焮痛陈藏器《本草》：用醋和泥蜂窠，涂之。《直指》：加川乌头等分，云未结则散，已结则破也。

疔疮肿痛土蜂窠（煅）、蛇皮（烧）等分。酒服一钱。（《直指方》）

咽喉乳蛾土蜂窠一个。为末。先用楮叶擦破病人舌，令血出。以醋和末，用翎点之。令痰涎出为效。后用竹根擂水服数口，取利。（《瑞竹堂方》）

手足发指毒痛不可忍。用壁间泥蜂窠为末，入乳香少许研匀，以醋调涂，干即以醋润之。（《奇效方》）

蠼螋尿疮螟蛉窠，水调傅之。（《集玄方》）

赤　土（《纲目》）

【气味】

甘，温，无毒。

【主治】

主汤火伤，研末涂之（时珍）。

【附方】新三。

牙宣疳䘌赤土、荆芥叶同研，揩之，日三次。（《普济方》）

风疹瘙痒甚不能忍者。赤土研末，空心温酒服一钱。（《御药院方》）

身面印文刺破，以醋调赤土傅之，干又易，以黑灭为度。（《千金方》）

第八卷　金石部

锡吝脂（《纲目》）

【集解】

〔时珍曰〕此乃波斯国银矿也，一作悉蔺脂。

【主治】

目生翳膜，用火烧铜针轻点，乃傅之，不痛。又主一切风气，及三焦消渴饮水，并入丸药用（时珍）。

【附方】新一。

小儿天吊多涎，搐搦不定。锡吝脂一两（水淘黑汁令尽），水银一分（以少枣肉研，不见星），牛黄半分，麝香半分。研匀，粳米饭丸黍米大。每服三十二丸，新汲水下，名保命丹。（《普济方》）

铜矿石

（矿音古猛切，亦作铆。《唐本草》）

【释名】

〔时珍曰〕矿，粗恶也。五金皆有粗石衔之，故名。麦之粗者，曰䵃；犬之恶者，亦曰犷。

【集解】

〔恭曰〕铜矿石，状如姜石而有铜星。熔之取铜也。出铜山中。许慎《说文》云：矿，铜铁朴石也。

【气味】

酸，寒，有小毒。

【主治】

疔肿恶疮，为末傅之。驴马脊疮，臭腋，磨汁涂之（《唐本》）。

铅（《日华》）

【释名】

青金（《说文》）

黑锡金公（《纲目》）

水中金

〔时珍曰〕铅易沿流，故谓之铅。锡为白锡，故此为黑锡。而神仙家拆其字为金公，隐其名为水中金。

【集解】

〔颂曰〕铅生蜀地平泽，今有银坑处皆有之，烧矿而取。

〔时珍曰〕铅生山穴石间，人挟油灯入，至数里，随矿脉上下曲折砍取之。其气毒人，若连月不出，则皮肤痿黄，腹胀不能食，多致疾而死。《地镜图》云：草青茎赤，其下多铅。铅锡之精为老妇。独孤滔云：嘉州、利州出草节铅，生铅未锻者也。打破脆，烧之气如硫黄。紫背铅，即熟铅，铅之精华也，有变化，能碎金刚钻。雅州出钓脚铅，形如皂荚大，又如蝌蚪子，黑色，生山涧沙中，可干汞。卢氏铅粗恶力劣，信州铅杂铜气，阴平铅出剑州，是铜铁之苗，并不可用。《宝藏论》云：铅有数种：波斯铅，坚白为天下第一。草节铅，出犍为，银之精也。衔银铅，银坑中之铅也，内含五色。并妙。上饶乐平铅，次于波斯、草节。负版铅，铁苗也，不可用。倭铅，可勾金。《土宿真君本草》云：铅乃五金之祖，故有五金狴犴、追魂使者之称，言其能伏五金而死八石也。雌黄乃金之苗，而中有铅气，是黄金之祖矣。银坑有铅，是白金之祖矣。信铅杂铜，是赤金之祖矣。与锡同气，是青金之祖矣。朱砂伏于铅而死于硫，硫恋于铅而伏于硇，铁恋于磁而死于铅，雄恋于铅而死于五知。故金公变化最多，一变而成胡粉，再变而成黄丹，三变而成密陀僧，四变而为白霜。《雷氏炮炙论》云：令铅住火，须仗修天；如要形坚，岂忘紫背。注云：修天，补天石也。紫背，天葵也。

校：知改脂，盖五石脂类，原错。

【修治】

〔时珍曰〕凡用以铁铫熔化泻瓦上，滤去渣脚，如此数次收用。其黑锡灰，则以铅沙取黑灰。白锡灰，不入药。

【气味】

甘，寒，无毒。

〔藏器曰〕小毒。

【主治】

镇心安神，治伤寒毒气，反胃呕哕，蛇蜴所咬。炙熨之（大明）。

疗瘿瘤，鬼气疰忤。错为末，和青木香，傅疮肿恶毒（藏器）。

消瘰疬痈肿，明目固牙，乌须发，治实女，杀虫坠痰，治噎膈消渴风痫，解金石药毒（时珍）。

黑锡灰

【主治】

积聚，杀虫，同槟榔末等分，五更米饮服（震亨）。

【发明】

〔好古曰〕黑锡，属肾。

〔时珍曰〕铅，禀北方癸水之气，阴极之精，其体重实，其性濡滑，其色黑，内通于肾，故《局方》黑锡丹，《宣明》补真丹皆用之。得汞交感，即能治一切阴阳混淆，上盛下虚，气升不降，发为呕吐眩运、噎膈反胃危笃诸疾，所谓镇坠之剂，有反正之功。但性带阴毒，不可多服，恐伤人心胃耳。铅性又能入肉，故女子以铅珠纴耳，即自穿孔；实女无窍者，以铅作铤，逐日纴之，久久自开，此皆昔人所未知者也。铅变化为胡粉、黄丹、密陀僧、铅白霜，其功皆与铅同。但胡粉入气分，黄丹入血分，密陀僧镇坠下行，铅白霜专治上焦胸膈，此为异耳。方士又铸为梳，梳须发令光黑，或用药煮之，尤佳。

【附方】旧四，新十七。

乌须明目黑铅半斤，锅内熔汁，旋入桑条灰，柳木搅成沙，筛末。每早揩牙，以水漱口洗目，能固牙明目，黑须发。（《胜金方》）

揩牙乌髭黑铅消化，以不蛀皂荚寸切投入，炒成炭，入盐少许，研匀。日用揩牙。摘去白髭，黑者更不白也。又方：黑锡一斤，炒灰埋地中五日，入升麻、细辛、诃子同炒黑。日用揩牙，百日效。（《普济方》）

牙齿动摇方同上。

乌须铅梳铅十两，锡三两，婆萝得三个，针砂、熟地黄半两，茜根、胡桃皮一两，没石子、诃黎勒皮、硫黄、石榴皮、慈石、皂矾、乌麻油各二钱半。为末。先化铅锡，入末一半，柳木搅匀，倾入梳模子，印成修齿。余末同水煮梳，三日三夜，水耗加之，取出，故帛重包五日。每以熟皮衬手梳一百下，须先以皂荚水洗净拭干。（《普济方》）

肾脏气发攻心，面黑欲死，及诸气奔豚喘急。铅二两，石亭脂二两，木香一两，麝香一钱。先化铅炒干，入亭脂急炒，焰起以醋喷之，倾入地坑内覆住，待冷取研，粟饭丸芡子大。每用二丸，热酒化服，取汗，或下，或通气，即愈。如大便不通，再用一丸，入玄明粉五分服。（《圣济录》）

妇人血气冷痛攻心。方同上。

风痫吐沫反目抽掣，久患者。黑铅、水银（结砂）、南星（炮）各一

两。为末，糯饭丸绿豆大。一岁一丸，乳汁下。（《普济方》）

反胃哕逆黑铅化汁，入纸灰以柳木槌研成粉，一两，入米醋一升，砂锅熬膏，入蒸饼末少许，捣丸小豆大。每服一丸，姜汤下。（《圣济方》）

多年反胃不止。紫背铅二两，石亭脂二两，盐卤汁五两。烧铅以卤汁淬尽，与亭脂同炒，焰起，挑于水上，焰止研匀，蒸饼和丸梧子大。每服二十丸，煎石莲、干柿汤下。（《圣济方》）

消渴烦闷黑铅、水银等分。结如泥，常含豆许，吞津。（《圣惠》）

寸白虫病先食猪肉一片，乃以沙糖水调黑铅灰四钱，五更服之，虫尽下，食白粥一日。许学士病嘈杂，服此下二虫，一寸断，一长二尺五寸，节节有斑文也。（《本事方》）

水肿浮满乌锡五两，皂荚一挺（炙）。酒二斗，煮六沸。频服，至小便出二三升，即消。（《千金翼》）

小便不通黑铅错末一两，生姜半两，灯心一握。井水煎服，先以炒葱贴脐。（《圣惠方》）

卒然咳嗽炉中铅屑、桂心、皂荚等分。为末，蜜丸如梧子大。每饮下十五丸，忌葱。（《备急方》）

瘰疬结核铅三两，铁器炒取黑灰，醋和涂上，故帛贴之，频换，去恶汁。如此半月，不痛不破，内消为水而愈。（刘禹锡《传信方》）

痈疽发背黑铅一斤，甘草三两（微炙）。瓶盛酒一斗浸甘草，乃熔铅投酒中，如此九度，去滓。饮酒醉卧即愈。（《经验方》）

金石药毒黑铅一斤，熔化，投酒一升，如此十余次，待酒至半升，顿饮。（《胜金方》）

取轻粉毒出山黑铅五斤，打壶一把，盛烧酒十五斤，纳土茯苓半斤，乳香三钱，封固，重汤煮一日夜，埋土中，出火毒。每日早晚任性饮数杯。后用瓦盆接小便，自有粉出为验。服至筋骨不痛，乃止。（《医方摘要》）

解砒霜毒烦躁如狂，心腹疼痛，四肢厥冷，命在须臾。黑铅四两，磨水一碗灌之。（《华佗危病方》）

解硫黄毒黑锡煎汤服，即解。（《集简方》）

铁　锈（《拾遗》）

【释名】

铁衣

〔藏器曰〕此铁上赤衣也，刮下用。

【主治】

恶疮疥癣，和油涂之。蜘蛛虫咬，蒜磨涂之（藏器）。

平肝坠热，消疮肿、口舌疮。醋磨，涂蜈蚣咬（时珍）。

【发明】

〔时珍曰〕按陶华云：铁锈水和药服，性沉重，最能坠热开结有神也。

【附方】新八。

风瘙瘾疹锈铁磨水涂之。（《集简方》）

汤火伤疮青竹烧油，同铁锈搽之。（《积德堂方》）

疔肿初起多年土中锈钉，火煅醋淬，刮下锈末，不论遍次，煅取收之。每用少许，人乳和，挑破傅之。仍炒研二钱，以齑水煎滚，待冷调服。（《普济方》）

脚腿红肿热如火炙，俗名赤游风。用铁锈水涂解之。（《惠济方》）

重舌肿胀铁锈锁烧红，打下锈，研末。水调一钱，噙咽。（《生生编》）

小儿口疮铁锈末，水调傅之。（《集简方》）

内热遗精铁锈末，冷水服一钱，三服止。（《活人心统》）

妇人难产杂草烧镬锈、白芷等分。为末。每服一钱，童尿、米醋各半，和服见效。（《救急方》）

银（《别录》中品）

【校正】

并入《开宝》生银。

【释名】

白金（《纲目》）

鋈

〔时珍曰〕《尔雅》：白金谓之银，其美者曰镠。《说文》云：鋈，白金也。梵书谓之阿路巴。

【集解】

《别录》曰：银屑生永昌，采无时。

〔弘景曰〕银之所出处，亦与金同，但是生土中也。炼饵法亦似金。永昌属益州，今属宁州。

〔恭曰〕银与金，生不同处，所在皆有，而以虢州者为胜，此外多铅秽为劣。高丽作帖者，云非银矿所出，然色青不如虢州者。

〔志曰〕生银出饶州乐平诸坑银矿中，状如硬锡，文理相错自然者真。

〔颂曰〕银在矿中与铜相杂，土人采得，以铅再三煎炼方成，故为熟银。生银则生银矿中，状如硬锡。其金坑中所得，乃在土石中渗漏成条，若丝发状，土人谓之老翁须，极难得。方书用生银，必得此乃真。

〔珣曰〕按《南越志》：波斯国有天生药银，用为试药指环，又烧朱粉瓮下，多年沉积有银，号杯铅银，光软甚好，与波斯银功力相似，只是难得。今时烧炼家，每一斤生铅，只得一二铢。《山海经》云：东北乐平郡堂少山出银甚多。黔中生银体硬，不堪入药。

〔宗奭曰〕银出于矿，须煎炼成，故名熟银。其生银即不自矿中出而特然生者，又谓之老翁须，其入用不同。世之术士，以朱砂而成，以铅汞而成，以焦铜而成者，既无造化之气，岂可入药。不可不别。

〔时珍曰〕闽、浙、荆、湖、饶、信、广、滇、贵州、交趾诸处，山中皆产银，有矿中炼出者，有沙土中炼出者。其生银，俗称银笋、银牙者也，亦曰出山银。独孤滔《丹房镜源》所谓铅坑中出褐色石，形如笋，打破即白，名曰自然牙，曰自然铅，亦曰生铅，此有变化之道，不堪服食者，是也。《管子》云：上有铅，下有银。《地镜图》云：山有葱，下有银。银之气，入夜正白，流散在地，其精变为白雄鸡。《宝藏论》云：银有十七种，又外国四种。天生牙，生银坑内石缝中，状如乱丝，色红者上，入火紫白如草根者次之，衔黑石者最奇，生乐平、鄱阳产铅之山，一名龙牙，一名龙须，是正生银，无毒，为至药根本也，生银生石矿中，成片块、大小不定，状如硬锡。母砂银，生五溪丹砂穴中，色理红光。黑铅银，得子母之气。此四种为真银。有水银银、草砂银、曾青银、石绿银、雄黄银、雌黄银、硫黄银、胆矾银、灵草银，皆是以药制成者；丹阳银、铜银、铁银、白锡银，皆以药点化者，十三种皆假银也。外国四种：新萝银、波斯银、林邑银、云南银，并精好。

银屑

【修治】

〔弘景曰〕医方镇心丸用之，不可正服。为屑，当以水银研，令消也。

〔恭曰〕方家用银屑，取见成银箔，以水银消之为泥，合消石及盐研为粉，烧出水银，淘去盐石，为粉极细，用之乃佳，不得只磨取屑耳。

〔时珍曰〕入药只用银箔易细，若用水银盐消制者，反其毒矣。《龙木论》谓之银液。又有锡箔可伪，宜辨之。

【气味】

辛，平。有毒

〔珣曰〕大寒，无毒。详生银下。

【主治】

安五脏，定心神，止惊悸，除邪气，久服轻身长年（《别录》）。

定志，去惊痫，小儿癫疾狂走（甄权）。

破冷除风（青霞子）。

银箔：坚骨，镇心明目，去风热癫痫。入丸散用（李珣）。

生银

【气味】

辛，寒，无毒。

独孤滔云：铅内银：有毒。

〔保升曰〕畏黄连、甘草、飞廉、石亭脂、砒石，恶羊血、马目毒公。

〔大明曰〕冷，微毒。畏慈石，恶锡，忌生血。

〔时珍曰〕荷叶、蕈灰能粉银。羚羊角、乌贼鱼骨、鼠尾、龟壳、生姜、地黄、慈石，但能瘦银。羊脂、紫苏子，皆能柔银。

【主治】

热狂惊悸，发痫恍惚，夜卧不安谵语，邪气鬼祟。服之明目镇心，安神定志。小儿诸热丹毒，并以水磨服之，功胜紫雪（《开宝》）。

小儿中恶，热毒烦闷，水磨服之（大明）。

煮水，入葱白、粳米作粥食，治胎动不安。漏血（时珍）。

【发明】

〔好古曰〕白银属肺。

〔颂曰〕银屑，葛洪《肘后方》治痈肿五石汤中用之。

〔宗奭曰〕本草言银屑有毒，生银无毒，释者略漏不言。盖生银已发于外，无蕴郁之气，故无毒；矿银蕴于石中，郁结之气全未敷畅，故有毒也。

〔时珍曰〕此说非矣。生银初煎出如缦理，乃其天真，故无毒。熔者授以少铜，则成丝文金花，铜多则反败银，去铜则复还银。而初入少铜终不能出，作伪者又制以药石铅锡。且古法用水银煎消，制银箔成泥入药，所以银屑有毒。银本无毒，其毒则诸物之毒也。今人用银器饮食，遇毒则变黑；中毒死者，亦以银物探试之，则银之无毒可征矣。其入药，亦是平肝镇怯之义。故《太清服炼书）言：银禀西方辛阴之神，结精为质，性刚戾，服之能伤肝，是也。《抱朴子》言银化水服，可成地仙者，亦方士谬言也，不足信。

〔斅曰〕凡使金银铜铁，只可浑安在药中，借气生药力而已，勿入药服，能消人脂。

【附方】旧二，新四。

妊娠腰痛如折者。银一两，水三升，煎二升，服之。(《子母秘录》)

胎动欲堕痛不可忍。银五两，苎银二两。清酒一盏，水一大盏，煎一盏，温服。(《妇人良方》)

胎热横闷生银五两，葱白三寸，阿胶（炒）半两。水一盏，煎服。亦可入糯米，作粥食。(《圣惠方》)

风牙疼痛文银一两，烧红淬烧酒一盏，热漱饮之，立止。(《集简方》)

口鼻疳蚀穿唇透颊。银屑一两，水三升，铜器煎一升，日洗三四次。(《圣济录》)

身面赤疵常以银揩，令热，久久自消。(《千金翼》)

【附录】

黄银（《拾遗》）

〔恭曰〕黄银，本草不载，俗云为器辟恶，乃为瑞物。

〔藏器曰〕黄银载在《瑞物图经》，既堪为器，明非瑞物。

〔时珍曰〕按《方勺泊宅编》云：黄银出蜀中，色与金无异，但上石则白色。《熊太古冀越集》云：黄银绝少，道家言鬼神畏之。《六贴》载唐太宗赐房玄龄带云：世传黄银鬼神畏之。《春秋运斗枢》云：人君秉金德而生，则黄银见世。人以鍮石为黄银，非也。鍮石，即药成黄铜也。

乌银

〔藏器曰〕今人用硫黄熏银，再宿泻之，则色黑矣。工人用为器。养生者以器煮药，兼于一二丈处，夜承露醴饮之，长年辟恶。

银膏（《唐本草》）

【集解】

〔恭曰〕其法用白锡和银薄及水银合成之，凝硬如银，合炼有法。

〔时珍曰〕今方士家有银脆，恐即此物也。

【气味】

辛，大寒，有毒。

【主治】

热风，心虚惊悸，恍惚狂走，膈上热，头面热，风冲心上下，安神定志，镇心明目，利水道，治人心风健忘，亦补牙齿缺落（苏恭）。

第九卷 石部（一）

水 银（《本经》中品）

【释名】

汞（《别录》）

澒（汞同）

灵液（《纲目》）

姹女（《药性》）

〔时珍曰〕其状如水似银，故名水银。澒者，流动貌。方术家以水银和牛、羊、豕三脂杵成膏，以通草为炷，照于有金宝处，即知金、银、铜、铁、铅、玉、龟、蛇、妖怪，故谓之灵液。

〔颂曰〕《广雅》：水银，谓之澒。丹灶家名汞，其字亦通用尔。

【集解】

《别录》曰：水银生符陵平土，出于丹砂。

〔弘景曰〕今水银有生、熟。此云生符陵平土者，是出朱砂腹中，亦有别出沙地者，青白色，最胜。出于丹砂者，是今烧粗末朱砂所得，色小白浊，不及生者。甚能消化金银，使成泥，人以镀物是也。烧时飞着釜上灰，名汞粉，俗呼为水银灰，最能去虱。

〔恭曰〕水银出于朱砂，皆因热气，未闻朱砂腹中自出之者。火烧飞取，人皆解法。南人蒸取之，得水银虽少，而朱砂不损，但色少变黑尔。

〔颂曰〕今出秦州、商州、道州、邵武军，而秦州乃来自西羌界。《经》云出于丹砂者，乃是山中石采粗次朱砂，作炉置砂于中，下承以水，上覆以盆器，外加火煅养，则烟飞于上，水银溜于下，其色小白浊。陶氏言别出沙地者青白色，今不闻有此。西羌人亦云如此烧取，但其山中所生极多，至于一山自拆裂，人采得砂石，皆大块如升斗，碎之乃可烧煅，故西来水银极多于南方者。又取草汞法：用细叶马齿苋干之，十斤得水银八两或十两。先以槐木槌之，向日东作架晒之，二三日即干。如经年久，烧存性，盛入瓦瓮内，封口，埋土坑中四十九日，取出自成矣。

〔时珍曰〕汞出于砂为真汞。雷斅言有草汞。陶弘景言有沙地汞。《淮南子》言弱土之气生白礜石，礜石生白澒。苏颂言陶说者不闻有之。按《陈霆墨谈》云：拂林国当日没之处，地有水银海，周围四五十里。国人取之，近海十里许掘坑井数十，乃使健夫骏马，皆贴金箔，行近海边。日照金光晃耀，则水银滚沸如潮而来，其势若粘裹，其人即回马疾驰，水银随赶，若行缓，则人马俱扑灭也；人马行速，则水银势远力微，遇坑堑而溜积于中，然后取之，用香草同煎，则成花银，此与中国所产不同。按：此说似与陶氏沙地所出相合；又与陈藏器言人服水银病拘挛，但炙金物熨之，则水银必出蚀金之说相符。盖外番多丹砂，其液自流为水银，不独炼砂取出，信矣。胡演《丹药秘诀》云：取砂汞法：用瓷瓶盛朱砂，不拘多少，以纸封口，香汤煮一伏时，取入水火鼎内，炭塞口，铁盘盖定。凿地一孔，放碗一个盛水，连盘覆鼎于碗上，盐泥固缝，周围加火煅之，待冷取出，汞自流入碗矣。邕州溪峒烧取极易，以百两为一铫，铫之制似猪脬，外糊厚纸数重，贮之即不走漏。若撒失在地，但以川椒末或茶末收之，或以真金及鍮石引之即上。嘉谟曰：取去汞之砂壳，名天流，可点化。

【修治】

〔斅曰〕凡使，勿用草汞并旧朱漆中者，经别药制过者，在尸中过者，半生半死者。其朱砂中水银色微工，收得后用葫芦贮之，免遗失。若先以紫背天葵并夜交藤自然汁二味同煮一伏时，其毒自退。若修十两，二汁合七镒。

【气味】

辛，寒，有毒。

〔权曰〕有大毒。

〔大明曰〕无毒。

〔之才曰〕畏慈石、砒霜。

〔宗奭曰〕水银得铅则凝，得硫则结，并枣肉研则散，别法煅为腻粉、粉霜，唾研之死虱，铜得之则明，灌尸中则后腐，以金银铜铁置其上则浮，得紫河车则伏，得川椒则收。可以勾金，可为涌泉匮，盖藉死水银之气也。

〔土宿真君曰〕荷叶、松叶、松脂、谷精草、萱草、金星草、瓦松、夏枯草、忍冬、莨菪子、雁来红、马蹄香、独脚莲、水慈姑，皆能制汞。

【主治】

疥瘘痂疡白秃，杀皮肤中虱，堕胎除热，杀金银铜锡毒。熔化还复为丹，久服神仙不死（《本经》）。

以傅男子阴，阴消无气（《别录》）。

利水道，去热毒（藏器）。

主天行热疾，除风，安神镇心，治恶疮瘑疥，杀虫，催生，下死胎（大明）。

治小儿惊热涎潮（宗奭）。

镇坠痰逆，呕吐反胃（时珍）。

【发明】

〔弘景曰〕还复为丹，事出《仙经》。酒和日暴。服之长生。

〔权曰〕水银有大毒，朱砂中液也。乃还丹之元母，神仙不死之药，能伏炼五金为泥。

《抱朴子》曰：丹砂烧之成水银，积变又还成丹砂，其去凡草木远矣，故能令人长生。金汞在九窍，则死人为之不朽，况服食乎？

〔藏器曰〕水银入耳，能食人脑至尽；入肉令百节挛缩，倒阴绝阳。人患疮疥，多以水银涂之，性滑重，直入肉，宜谨之。头疮切不可用，恐入经络，必缓筋骨，百药不治也。

〔宗奭曰〕水银入药，虽各有法，极须审谨，有毒故也。妇人多服绝娠。今有水银烧成丹砂，医人不晓误用，不可不谨。唐韩愈云：太学士李于遇方士柳泌，能烧水银为不死药。以铅满一鼎，按中为空，实以水银，盖封四际，烧为丹砂。服之下血，四年病益急，乃死。余不知服食说自何世起，杀人不可计，而世慕尚之益至，此其惑也。在文书所记及耳闻者不说。今直取目见，亲与之游，而以药败者六、七公，以为世诫。工部尚书归登，自说服水银得病，有若烧铁杖自颠贯其下，摧而为火，射窍节以出，狂痛呼号泣绝。其裀席得水银，发且止，唾血十数年以毙。殿中御史李虚中，疽发其背死。刑部尚书李逊谓余曰：我为药误。遂死。刑部侍郎李建，一旦无病死。工部尚书孟简，邀我于万州，屏人曰：我得秘药，不可独不死。今遗子一器，可用枣肉为丸服之。别一年而病。后有人至，讯之，曰：前所服药误，方且下之，下则平矣。病二岁卒。东川节度御史大夫卢坦，溺血，肉痛不可忍，乞死。金吾将军李道古，以柳泌得罪，食泌药，五十死海上。此皆可为戒者也。蕲不死乃速得死，谓之智，可不可也？五谷三牲，盐醯果蔬，人所常御。人相厚勉，必曰强食。今惑者皆曰：五谷令人夭，三牲皆杀人，当务减节。一筵一馔，禁忌十之二三。不信常道而务鬼怪，临死乃悔。后之好者又曰：彼死者皆不得其道也，我则不然。始动曰：药动故病，病去药行，乃不死矣。及且死又悔。呜呼！可哀也已。

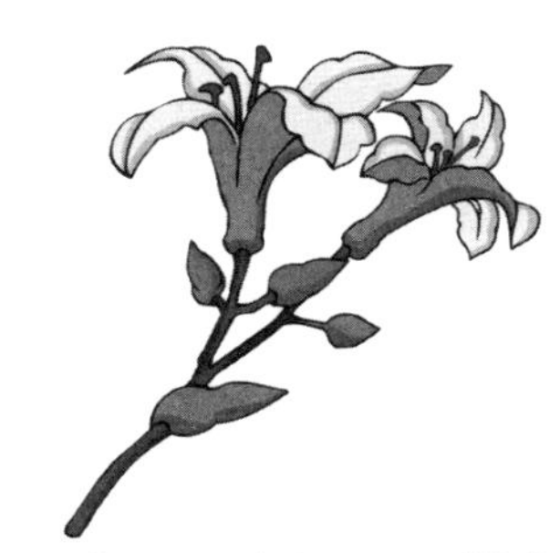

〔时珍曰〕水银乃至阴之精，禀沉着之性。得凡火煅炼，则飞腾灵变；得人气熏蒸，则入骨钻筋，绝阳蚀脑。阴毒之物无似之者。而大明言其无毒，《本经》言其久服神仙，甄权言其还丹元母，《抱朴子》以为长生之药。六朝以下贪生者服食，致成废笃而丧厥躯，不知若干人矣。方士固不足道，本草其可妄言哉？水银但不可服食尔，而其治病之功，不可掩也。同黑铅结砂，则镇坠痰涎；同硫黄结砂，则拯救危病。此乃应变之兵，在用者能得肯綮而执其枢机焉。余见铅白霜及灵砂下。

【附方】旧五，新二十四。

初生不乳咽中有噤物如麻豆许。用水银米粒大与之，下咽即愈。（《圣惠方》）

小儿痫疾能压一切热。水银小豆许，安盏中，沉汤内煮一食顷，与服。勿仰儿头，恐入脑也。（《圣济方》）

急惊坠涎水银半两，生南星一两，麝香半分。为末，入石脑油同捣，和丸绿豆大。每服一丸，薄荷汤下。

失心风疾水银一分，藕节八个。研成砂子，丸如芡子大。每服二丸，磨刀水下，一二服。（《经验方》）

精魅鬼病水银一两，浆水一升，炭火煎减三分。取水银一豆许，神符裹吞之，晚又服，一二日止。（《广济方》）

反胃吐食水不能停。黑铅、水银各一钱半（结砂），舶硫黄各五钱，官桂一钱。为末。每服六钱，一半米汤，一半自然姜汁，调作一处服。（《圣济录》）

消渴烦热水银一两，铅一两（结砂），皂荚一挺（酥炙），麝香一钱。为末。每服半钱，白汤下。（《圣济录》）

胆热衄衊血上妄行。水银、朱砂、麝香等分。为末。每服半钱，新汲水下。（《宣明方》）

血汗不止方同上。

妊妇胎动母欲死。子尚在，以此下之。水银、朱砂各半两。研膏。以牛膝半两，水五大盏煎汁，入蜜调服

半匙。(《圣惠方》)

妇人难产水银二两，先煮后服。立出。(《梅师方》)

胎死腹中其母欲死。水银二两吞之，立出。(《梅师方》)

妇人断产水银以麻油煎一日，空心服枣大一丸，永断，不损人。(《妇人良方》)

解金银毒水银一两，服之即出。(《千金方》)

误吞金银及环子、钗子。以汞半两吞之，再服即出。(《圣惠方》)

百虫入耳水银豆许，倾入耳中，以耳向下，击铜物数声即出。能食人脑，非急切勿用。(《圣济录》)

头上生虱水银和蜡烛油揩之，一夜皆死。(《摘玄方》)

腋下胡臭水银、胡粉等分。以面脂和，频掺之。(《千金方》)

少年面疱水银、胡粉等分。研，腊猪脂等，夜涂旦拭，勿见水，三度瘥。(《肘后方》)

老小口疮水银一争，黄连六分。水二升，煮五合，含之，日十次。(《普济方》)

白癜风痒水银数拭之，即消。(《千金方》)

虫癣瘙痒水银、胡粉等分。研傅。又水银、芜荑，和酥傅之。(《外台秘要》)

痔虫作痒水银、枣膏各二两。同研，绵裹纳下部，明日虫出。(《梅师方》)

恶肉毒疮一女年十四，腕软处生物如黄豆大，半在肉中，红紫色，痛甚，诸药不效。一方士以水银四两，白纸二张揉熟，蘸银擦之，三日自落而愈。(李楼《怪症方》)

一切恶疮水银、黄连、胡粉（熬黄）各一两。研匀傅之，干则以唾调。(《肘后方》)

杨梅毒疮水银、黑铅各一钱（结砂），黄丹一钱，乳香、没药各五分。为末。以纸卷作小撚，染油点灯，日照疮三次，七日见效。方广《附余》：用水银、黑铅（结砂）银朱各二钱，白花蛇一钱。为末，作纸捻七条。头日用三条，自后日用一条，香油点灯于炉中，放被内熏之，勿透风。头上有疮，连头盖之。一方：水银一钱二分，黑铅、白锡各八分（共结砂），黄丹四分，朱砂六分。为末，分作十二纸捻，以香油浸灯盏内，点于小桶中。以被围病人坐之，以鼻细细吸烟，三日后口出恶物为效。

痘后生翳水银一钱，虢丹五钱。研作六丸，坩埚糊定，火煅一日取出，薄绵裹之。左翳塞右耳，右翳塞左耳，

自然坠下。（危氏方）

雄　黄（《本经》中品）

【释名】

黄金石（《本经》）

石黄（《唐本》）

熏黄

〔普曰〕雄黄生山之阳，是丹之雄，所以名雄黄也。

〔恭曰〕出石门者，名石黄，亦是雄黄，而通名黄金石，石门者为劣尔。恶者，名熏黄，止用熏疮疥，故名之。

〔藏器曰〕今人敲取石黄中精明者，为雄黄；外黑者，为熏黄。雄黄烧之不臭，熏黄烧之则臭，以此分别。

〔权曰〕雄黄，金之苗也。故南方近金冶处时有之，但不及西来者真好尔。

〔宗奭曰〕非金苗也。有金窟处无雄黄。

〔时珍曰〕雄黄入点化黄金用，故名黄金石，非金苗也。

【集解】

《别录》曰：雄黄生武都山谷、敦煌山之阳，采无时。

〔弘景曰〕武都，氐羌也，是为仇池。宕昌亦有之，小劣。敦煌在凉州西数千里，近来纷扰，皆用石门、始兴石黄之好者耳。凉州黄，好者作鸡冠色，不臭而坚实。其黯黑及虚软者，不好也。

〔恭曰〕宕昌、武都者为佳，块方数寸，明澈如鸡冠，或以为枕，服之辟恶。其青黑坚者，不入药用。贞观年中，以宕州新出有得方数尺者，但重脆不可全致之耳。

〔禹锡曰〕《水经注》云：黄水出零陵县西北，连巫山，溪出雄黄，颇有神异，常以冬月祭祀，凿石深数丈，方采得之，故溪水取名焉。又《抱朴子》云：雄黄当得武都山中出者，纯而无杂，其赤如鸡冠，光明晔晔者，乃可用。其但纯黄似雌黄色无光者，不任作仙药，可合理病药耳。

〔颂曰〕今阶州，即古武都山中有之。形块如丹砂，明澈不夹石，其色如鸡冠者真。有青黑色而坚者，名熏黄；有形色似真而气臭者，名臭黄，并不入服食，只可疗疮疥。其臭，以醋洗之便去，足以乱真，尤宜辨。又阶州接西戎界，出一种水窟雄黄，生于山岩中有水流处。其石名青烟石、白鲜石。雄黄出其中，其块大者如胡桃，小者如粟豆。上有孔窍，其色深红而微紫，体极轻虚而功用更胜，丹灶家尤贵重之。

〔时珍曰〕武都水窟雄黄，北人以充丹砂，但研细色带黄耳。《丹房镜源》云：雄黄千年化为黄金。武都者上，西番次之。铁色者上，鸡冠次之。以沉水银脚铁抹上拭了，旋有黄衣生者为真。一云：验之可以熁虫死者为真，细嚼口中含汤不臭辣者次之。

〔敩曰〕凡使，勿用臭黄（气臭），黑雄黄（色如乌鸡头），夹腻黄（一重黄，一重石），并不堪用。真雄黄，似鹧鸪鸟肝色者，为上。

【修治】

〔敩曰〕每雄黄三两，以甘草、紫背天葵、地胆、碧棱花各五两。细锉，东流水入坩埚中，煮三伏时，漉出，捣如粉，水飞澄去黑者，晒干再研用。其内有劫铁石，又号赴矢黄，能劫子铁，并不入药用。

〔思邈曰〕凡服食用武都雄黄，须油煎九日九夜，乃可入药；不尔有毒，慎勿生用。

〔时珍曰〕一法：用米醋入萝卜汁，煮干用，良。

《抱朴子》曰：饵法：或以蒸煮，或以消石化为水，或以猪脂裹蒸之于赤土下，或以松脂和之，或以三物炼之，如布，白如水。服之令人长生，除百病，杀三虫。伏火者，可点铜成金，变银成金。

【气味】

苦，平、寒，有毒。

《别录》曰：甘，大温。权曰：辛，有大毒。大明曰：微毒。

〔土宿真君曰〕南星、地黄、莴苣、五加皮、紫河车、地榆、五叶藤、黄芩、白芷、当归、地锦、鹅肠草、鸡肠草、苦参、鹅不食草、圆桑、猬脂，皆可制雄黄。

【主治】

寒热，鼠瘘恶疮，疽痔死肌，杀精物恶鬼邪气百虫毒，胜五兵。炼食之，轻身神仙(《本经》)。

疗疥虫䘌疮，目痛，鼻中息肉，及绝筋破骨，百节中大风，积聚癖气，中恶腹痛鬼疰，杀诸蛇虺毒，解藜芦毒，悦泽人面。饵服之者，皆飞入脑中，胜鬼神，延年益寿，保中不饥。得铜可作金（《别录》）。

主疥癣风邪，癫痫岚瘴，一切虫兽伤（大明）。

搜肝气，泻肝风，消涎积（好古）。

治疟疾寒热，伏暑泄痢，酒饮成癖，惊痫，头风眩运，化腹中淤血，杀劳虫疳虫（时珍）。

【发明】

〔权曰〕雄黄能杀百毒，辟百邪，杀蛊毒。人佩之，鬼神不敢近；入山林，虎狼伏；涉川水，毒物不敢伤。

《抱朴子》曰：带雄黄入山林，即不畏蛇。若蛇中人，以少许傅之，登时愈。吴楚之地，暑湿郁蒸，多毒虫及射工、沙虱之类，但以雄黄、大蒜等分，合捣一丸佩之。或已中者，涂之亦良。

〔宗奭曰〕焚之，蛇皆远去。治蛇咬方，见五灵脂下。《唐书》云：甄立言究习方书，为太常丞。有尼年六十余，患心腹鼓胀，身体羸瘦，已二年。立言诊之。曰：腹内有虫，当是误食发而然。令饵雄黄一剂，须臾吐出一蛇，如拇指，无目，烧之犹有发气，乃愈。又《明皇杂录》云：有黄门奉使交广回。太医周顾曰：此人腹中有蛟龙。上惊问黄门有疾否？曰：臣驰马大庾岭，热困目渴，遂饮涧水，觉腹中坚痞如石。周遂以消石、雄黄煮服之。立吐一物，长数寸，大如指，视之鳞甲皆具。此皆杀蛊毒之验也。

〔颂曰〕雄黄治疮疡尚矣。《周礼》：疡医疗疡，以五毒攻之。郑康成注云：今医方有五毒之药，作之，合黄堥，置石胆、丹砂、雄黄、矾石、慈石其中，烧之三日三夜，其烟上着，鸡羽扫取以注疮，恶肉破骨则尽出也。《杨亿笔记》载：杨嵎少时，有疡生于颊，连齿辅车，外肿若覆瓯、内溃出脓血，痛楚难忍，百疗弥年不瘥。人令依郑法烧药注之，少顷，朽骨连牙溃出，遂愈，信古方攻病之速也。黄堥音武，即令有盖瓦合也。

〔时珍曰〕五毒药，《范汪东阳方》变为飞黄散，治缓疽恶疮，蚀恶肉。其法取瓦盆一个，安雌黄于中，丹砂居南，慈石居北，曾青居东，白石英居西，礜石居上，石膏次之，钟乳居下，雄黄覆之，云母布于下，各二两末。以一盆盖之，羊毛泥固济，作三隅灶，以陈苇烧一日，取其飞黄用之。夫雄黄乃治疮杀毒要药也。而入肝经气分，故肝风肝气、惊痫痰涎、头痛眩运、暑疟泄痢、积聚诸病，用之有殊功。又能化血为水。而方士乃炼治服饵，神异其说，被其毒者多矣。按洪迈《夷坚志》云：虞雍公允文感暑痢，连月不瘥。忽梦至一处，见一人如仙官，延之坐。壁间有药方，其辞云：暑毒在脾，湿气连脚；不泄则痢，不痢则疟。独炼雄黄，蒸饼和药；别作治疗，医家大错。公依方，用雄黄水飞九度，竹筒盛，蒸七次，研末，蒸饼和丸梧子大。每甘草汤下七丸，日三服，果愈。《太平广记》载成都刘无名服雄黄长生之说，方士言尔，不可信。

【附方】旧十三，新四十九。

卒中邪魔雄黄末，吹鼻中。（《集验方》）

鬼击成病腹中烦满欲绝。雄黄粉，酒服一刀圭，日三服，化血为水也。（孙真人《千金方》）

辟禳魇魔以雄黄带头上，或以枣许，系左腋下，终身不魇。（张文仲方）

家有邪气用真雄黄三钱。水一碗，以东南桃枝咒洒满屋，则绝迹。勿令妇女见知。（《集简方》）

女人病邪女人与邪物交通，独言独笑，悲思恍惚者。雄黄一两，松脂二两，溶化，以虎爪搅之，丸如弹子。夜烧于笼中，令女坐其上，以被蒙之，露头在外，不过三剂自断。仍以雄黄、人参、防风、五味子等分。为末。每旦井水服方寸匕，取愈。（《肘后方》）

小丹服法雄黄、柏子仁各二斤，松脂（炼过）十斤。合捣为丸。每旦北向服五丸。百日后，拘魂制魄，与神人交见。（《太上玄变经》）

转女为男妇人觉有妊。以雄黄一两，绛囊盛之，养胎转女成男，取阳精之全于地产也。（《千金方》）

小儿诸痫雄黄、朱砂等分。为末。每服一钱，猪心血入齑水调下。（《直指方》）

骨蒸发热雄黄末一两，入小便一升，研如粉。乃取黄理石一枚（方圆一尺者），炭火烧之三食顷，浓淋汁于石上。置薄毡于上，患人脱衣坐之。衣被围住，勿令泄气，三五度瘥。（《外台秘要》）

伤寒咳逆服药无效。雄黄二钱。酒一盏，煎七分，乘热嗅其气，即止。（《活人》方）

伤寒狐惑虫蚀下部，痛痒不止。雄黄半两，烧于瓶中，熏其下部。（《圣惠方》）

偏头风病至灵散：用雄黄、细辛等分。为末。每以一字吹鼻，左痛吹右，右痛吹左。（《博济方》）

三尸注病发则痛变无常，昏迷沉重，缠结脏腑，上冲心胁，即身中尸鬼接引为害也。雄黄、大蒜各一两。杵丸弹子大。每热酒服一丸。（《肘后方》）

腹胁痞块雄黄一两，白矾一两。为末。面糊调膏摊贴，即见功效。未效，再贴，待大便数百斤之状乃愈，秘方也。（《集玄方》）

胁下痃癖及伤饮食。煮黄丸：用雄黄一两，巴豆五钱。同研，入白面二两，滴水为丸梧子大。每服二十四丸，浆水煮三十沸，入冷浆水沉冷吞下，以利为度，如神。（《保命集》）

饮酒成癖酒症丸：治饮酒过度，

头旋恶心呕吐，及酒停积于胃间，遇饮即吐，久而成癖。雄黄（皂角子大）六个，巴豆（连皮油）十五个，蝎梢十五个。同研，入白面五两半，滴水丸豌豆大，将干，入麸内炒香。将一粒放水试之，浮则取起收之。每服二丸，温酒下。（《和剂局方》）

发症饮油有饮油五升以来方快者，不尔则病，此是发入于胃，气血裹之，化为虫也。雄黄半两为末，水调服之，虫自出。（夏子益《奇疾方》）

症瘕积聚去三尸，益气延年却老。雄黄二两为末，水飞九度，入新竹筒内，以蒸饼一块塞口，蒸七度，用好粉脂一两，和丸绿豆大。每服七丸，酒下，日三服。（《千金方》）

小腹痛满不得小便。雄黄末，蜜丸，塞阴孔中。（《伤寒类要》）

阴肿如斗痛不可忍。雄黄、矾石各二两，甘草一尺。水五升，煮二升，浸之。（《肘后方》）

中饮食毒雄黄、青黛等分。为末。每服二钱，新汲水下。（邓笔峰方）

虫毒蛊毒雄黄、生矾等分。端午日研化，蜡丸梧子大。每服七丸，念药王菩萨七遍，熟水下。（苏东坡《良方》）

结阴便血雄黄不拘多少，入枣内，线系定，煎汤。用铅一两化汁，倾入汤内同煮，自早至晚，不住添沸汤，取出为末，共枣杵和丸梧子大。每服三十丸，煎黑铅汤空心下，只三服止。（《普济方》）

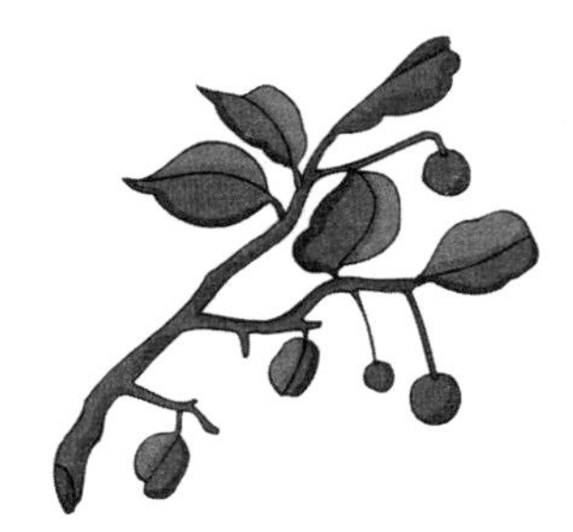

暑毒泄痢方见发明下。

中风舌强正舌散：用雄黄、荆芥穗等分。为末。豆淋酒服二钱。（《卫生宝鉴》）

破伤中风雄黄、白芷等分。为末。酒煎灌之，即苏。（邵真人《经验方》）

风狗咬伤雄黄五钱，麝香二钱。为末。酒下，作二服。（《救急良方》）

百虫入耳雄黄烧捻熏之，自出。（《十便良方》）

马汗入疮雄黄、白矾各一钱，乌梅三个，巴豆一个。合研。以油调半钱，傅之，良。（《经验方》）

蜘蛛伤人雄黄末，傅之。（《朝野佥载》）

金疮内漏雄黄半豆大，纳之。仍以小便服五钱，血皆化为水。（《肘后方》）

杖疮肿痛雄黄二分，密陀僧一分。研末。水调傅之，极妙。(《救急方》)

中药箭毒雄黄末傅之，沸汁出愈。(《外治秘要》)

解藜芦毒水服雄黄末一钱。(《外台》)

小儿痘疔雄黄一钱，紫草三钱。为末。胭脂汁调，先以银簪挑破，搽之，极妙。(《痘疹证治》)

白秃头疮雄黄、猪胆汁和，傅之。(《圣济录》)

眉毛脱落雄黄末一两。醋和涂之。(《圣济录》)

筋肉化虫有虫如蟹走于皮下，作声如小儿啼，为筋肉之化。雄黄、雷丸各一两，为末。掺猪肉上炙熟，吃尽自安。(夏氏《奇疾方》)

风痒如虫成炼雄黄、松脂等分。研末，蜜丸梧子大。每饮下十丸，日三服，百日愈。忌酒、肉、盐、豉。(《千金方》)

疔疮恶毒《千金方》：刺四边及中心，以雄黄末傅之，神效。《积德堂方》：用雄黄、蟾酥各五分。为末，葱、蜜捣丸小米大。以针刺破疮顶，插入，甚妙。

广东恶疮雄黄一钱半，杏仁三十粒（去皮），轻粉一钱。为末。洗净，以雄猪胆汁调上，二三日即愈。百发百中，天下第一方，出武定侯府内。(《积德堂方》)

蛇缠恶疮雄黄末，醋调傅之。(《普济方》)

缠喉风痹雄黄，磨新汲水一盏，服，取吐、下，愈。(《续千金方》)

风热痛用雄黄、干姜各等分。为末。嗜鼻，左痛嗜右，右痛嗜左。

牙齿虫痛雄黄末，和枣肉丸，塞孔中。(《类要》)

走马牙疳臭烂出血。雄黄（豆大）七粒。每粒以淮枣（去核）包之，铁线串，于灯上烧化为末。每以少许掺之，去涎，以愈为度。(《全幼心鉴》)

小儿牙疳雄黄一钱，铜绿二钱。为末。贴之。(陈氏《小儿方》)

疳虫蚀鼻雄黄、葶苈等分。研末。腊猪胆和，以桃枝点之。(《金匮方》)

耳出臭脓雄黄、雌黄、硫黄等分。为末，吹之。(《圣济方》)

臁疮日久雄黄二钱，陈皮五钱。青布卷作大捻，烧烟熏之，热水流出，数次愈。(笔峰《杂兴》)

鼻准赤色雄黄、硫黄各五钱，水粉二钱，用头生乳汁调傅，不过三五次愈。(《摄生妙用方》)

熏黄

【主治】

恶疮疥癣，杀虫虱，和诸药熏嗽（藏器）。

【附方】新五。

小便不通熏黄末豆许，内孔中，良。（崔氏方）

卅年呷嗽熏黄、木香、莨菪子等分。为末。羊脂涂青纸上，以末铺之，竹筒烧烟，吸之。（崔氏方）

咳嗽熏法熏黄一两。以蜡纸调卷作筒十枚，烧烟吸烟，取吐止。一日一熏，惟食白粥，七日后以羊肉羹补之。（《千金方》）

水肿上气咳嗽腹胀。熏黄一两，款冬花二分，熟艾一分。以蜡纸铺艾，洒二末于上，荻管卷成筒，烧烟吸咽三十口则瘥。三日尽一剂，百日断盐、醋。（《外台秘要》）

手足甲疽熏黄、蛇皮等分。为末。以泔洗净，割去甲入肉处，傅之，一顷痛定，神效。（《近效方》）

炉甘石（《纲目》）

【释名】

炉先生

〔土宿真君曰〕此物点化为神药绝妙，九天三清俱尊之曰炉先生，非小药也。

〔时珍曰〕炉火所重，其味甘，故名。

【集解】

〔时珍曰〕炉甘石，所在坑冶处皆有。川蜀、湘东最多，而太原、泽州、阳城、高平、灵丘、融县及云南者为胜，金银之苗也。其块大小不一，状似羊脑，松如石脂，亦粘舌。产于金坑者，其色微黄，为上。产于银坑者，其色白，或带青，或带绿，或粉红。赤铜得之，即变为黄。今之黄铜，皆此物点化也。《造化指南》云：炉甘石受黄金、白银之气熏陶，三十年方能结成。以大秽浸及砒煮过，皆可点化，不减三黄。崔昉《外丹本草》云：用铜二斤，炉甘石一斤，炼之即成鍮石一斤半。非石中物取出乎？真鍮石生波斯，如黄金，烧之赤而不黑。

【修治】

〔时珍曰〕凡用炉甘石，以炭火煅红，童子小便淬七次，水洗净，研粉，水飞过，晒用。

【气味】

甘，温，无毒。

【主治】

止血，消肿毒，生肌，明目去翳

退赤，收湿除烂，同龙脑点，治目中一切诸病（时珍）。

【发明】

〔时珍曰〕炉甘石，阳明经药也。受金银之气，故治目病为要药。时珍常用炉甘石（煅淬）、海螵蛸、硼砂各一两。为细末，以点诸目病，甚妙。入朱砂五钱，则性不粘也。

【附方】新十五。

目暴赤肿炉甘石（火煅尿淬）、风化消等分。为末。新水化一粟，点之。（《御药院方》）

诸般翳膜炉甘石、青矾、朴消等分。为末。每用一字，沸汤化开，温洗，日三次。（《宣明方》）

一切目疾真炉甘石半斤，用黄连四两。锉豆大，银石器内，水二碗，煮二伏时，去黄连为末，入片脑二钱半，研匀罐收。每点少许，频用取效。又方：炉甘石（煅）一钱，盆消一钱。为末。热汤泡洗。

目中诸病石连光明散：治眼中五轮八廓诸证，神效。炉甘石半斤，取如羊脑、鸭头色者，以桑柴灰一斗，火煅赤研末，用雅州黄连各四两，切片，煎水浸石，澄取粉，晒干。用铅粉二定，以二连水浸过，炒之。雄黄研末。每用甘石、铅粉各三分，雄黄一分，片脑半分。研匀，点眼甚妙。（张氏方）

目暗昏花炉甘石（火煅，童尿淬七次）、代赭石（火煅，醋淬七次）、黄丹（水飞）各四两。为末；白沙蜜半斤，以铜铛炼去白沫，更添清水五六碗，熬沸下药，文武火熬至一碗，滴水不散，以夹纸滤入瓷器收之。频点日用。（《卫生易简方》）

烂弦风眼刘长春方：治风眼流泪。烂弦。白炉甘石四两，火煅童尿淬七次，地上出毒三日，细研。每用椒汤洗目后，临卧点三四次，次早以茶汤洗去，甚妙。又方：炉甘石一斤（火煅），黄连四两。煎水淬七次，为末，入片脑。每用点目。《宣明眼科方》：且炉甘石、石膏各一钱，海螵蛸三分。为末。入片脑、麝香各少许，收点。《卫生易简方》：用炉甘石二两。以黄连一两煎水，入童尿半盏再熬，下朴消一两又熬成。以火煅石淬七次，洗净为末，入密陀僧末一两研匀，收点之。

聤耳出汁炉甘石、矾石各二钱，胭脂半钱，麝香少许。为末，缴净吹之。（《普济方》）

齿疏陷物炉甘石（煅）、寒水石等分。为末。每用少许擦牙，忌用刷牙，久久自密。（《集玄方》）

漏疮不合（童尿制）炉甘石、牡

蛎粉，外塞之，内服滋补药。（《杂病治例》）

下疳阴疮炉甘石（为煅醋淬五次）一两，孩儿茶三钱。为末。麻油调傅，立愈。（通妙邵真人方）

阴汗湿痒炉甘石一分，真蚌粉半分。研粉扑之。（《直指方》）

石　炭（《纲目》）

【释名】

煤炭、石墨、铁炭、乌金石（《纲目》）

焦石

〔时珍曰〕石炭即乌金石，上古以书字，谓之石墨，今俗呼为煤炭，煤、墨音相近也。《拾遗记》言焦石如炭，《岭表录》言康州有焦石穴，即此也。

【集解】

〔时珍曰〕石炭，南北诸山产处亦多，昔人不用，故识之者少。今则人以代薪炊爨，煅炼铁石，大为民利。土人皆凿山为穴，横入十余丈取之。有大块如石而光者，有疏散如炭末者，俱作硫黄气，以酒喷之则解。入药用坚块如石者。昔人言夷陵黑土为劫灰者，即此疏散者也。《孝经·援神契》云：王者德至山陵，则出黑丹。《水经》言：石炭可书，然之难尽，烟气中人。《酉阳杂俎》云：元劳县出石墨，爨之弥年不消。《夷坚志》云：彰德南郭村井中产石墨，宜阳县有石黑山，汧阳县有石墨洞。燕之西山，楚之荆州、兴国州，江西之庐山、袁州、丰城、赣州，皆产石炭，可以炊爨。并此石也。又有一种石墨，舐之粘舌，可书字画眉，名画眉石者，即黑石脂也。见石脂下。

【附录】

然石

〔时珍曰〕曹叔雅《异物志》云：豫章有石，黄色，理疏，如以水灌之便热，可以烹鼎，冷则再灌。张华谓之然石。高安亦有之。

【气味】

甘、辛，温，有毒。

〔时珍曰〕人有中煤气毒者，昏瞀至死，惟饮冷水即解。

〔独孤滔曰〕去锡晕，制三黄、硇砂、消石。

【主治】

妇人血气痛，及诸疮毒，金疮出血，小儿痰痫（时珍）。

【附方】新五。

金疮出血急以石炭末厚傅之。疮

深不宜速合者，加滑石。（《医学集成》）

误吞金银及钱，在腹中不下者。光明石炭一杏核大，硫黄一皂子大。为末，酒下。(《普济方》)

腹中积滞乌金石（即铁炭也）三两，自然铜（为末醋熬）一两，当归一两，大黄（童尿浸晒）一两。为末。每服二钱，红花酒一盏，童尿半盏，同调，食前服，日二服。（张子和《儒门事亲》）

月经不通巴豆去油，如绿豆大三丸，以乌金石末一钱，调汤送下，即通。(《卫生易简方》)

产后儿枕刺痛。黑白散：用乌金石（烧酒淬七次）、寒水石（煅为末）等分。每用粥饮服一钱半，即止，未止再服。(洁古《保命集》)

第十卷 石部（二）

石　蟹（宋《开宝》）

【集解】

〔志曰〕石蟹生南海，云是寻常蟹尔，年月深久，水沫相着，因化成石，每遇海潮即飘出。又有一种入洞穴年深者亦然。皆细研水飞，入诸药相助用之。

〔颂曰〕近海州郡皆有之。体质石也，而都与蟹相似，但有泥与粗石相着尔。

〔时珍曰〕按顾玠《海槎录》云：崖州榆林港内半里许，土极细腻，最寒，但蟹入则不能运动，片时成石矣。人获之名石蟹，置之几案，云能明目也。复有石虾似虾，出海边；石鱼似鱼，出湘山县。石鱼、虾并不入药用。《一统志》言：凤翔汧阳县西有山鱼陇，掘地破石得之，云可辟蠹。

【气味】

咸，寒，无毒。

【主治】

青盲目淫，肤翳丁翳，漆疮（《开宝》）。

解一切药毒并蛊毒，天行热疾，催生落胎，疗血运，并热水磨服（大明）。

醋摩傅痈肿，热水磨服，解金石毒（苏颂）。

【附方】新一。

喉痹肿痛石蟹，磨水饮，并涂喉外。（《圣济录》）

金刚石（《纲目》）

【释名】

金刚钻

〔时珍曰〕其砂可以钻玉补瓷，故谓之钻。

【集解】

〔时珍曰〕金刚石，出天竺诸国

及西番。葛洪《抱朴子》云：扶南出金刚，生水底石上，如钟乳状，体似紫石英，可以刻玉。人没水取之，虽铁椎击之亦不能伤。惟羚羊角扣之，则灌然冰泮。《丹房镜源》云：紫背铅能碎金刚钻。周密《齐东野语》云：玉人攻玉，以恒河之砂，以金刚钻镂之，其形如鼠矢，青黑色，如石如铁。相传出西域及回纥高山顶上，鹰隼粘带食入腹中，遗粪于河北砂碛间。未知然否？《玄中记》云：大秦国出金刚，一名削玉刀，大者长尺许，小者如稻黍，着环中，可以刻玉。观此则金刚有甚大者，番僧以充佛牙是也。欲辨真伪，但烧赤淬醋中，如故不酥碎者为真。若觉钝，则煅赤，冷定即锐也。故西方以金刚喻佛性，羚羊角喻烦恼。《十洲记》载西海流砂有昆吾石，治之作剑如铁，光明如水精，割玉如泥，此亦金刚之大者。又兽有貘及啮铁、狡兔，皆能食铁，其粪俱可为兵切玉，详见兽部貘下。

【主治】

磨水涂汤火伤。作钗钚服佩，辟邪恶毒气（时珍）。

磁　石（《本经》中品）

【释名】

玄石（《本经》）

处石（《别录》）、**熁铁石**（《衍义》）

吸针石

〔藏器曰〕磁石取铁，如慈母之招子，故名。

〔时珍曰〕石之不慈者，不能引铁，谓之玄石，而《别录》复出玄石于后。

【集解】

《别录》曰：磁石，生太山川谷及慈山山阴，有铁处则生其阳。采无时。

〔弘景曰〕今南方亦有好者。能悬吸针，虚连三为佳。《仙经》丹房黄白术中多用之。

〔藏器曰〕出雄州北山。

〔颂曰〕今磁州、徐州及南海傍山中皆有之，磁州者岁贡最佳，能吸铁虚连数十针，或一二斤刀器，回转不落者，尤良。采无时。其石中有孔，孔中有黄赤色，其上有细毛，功用更胜。按《南州异物志》云：涨海崎头水浅而多慈石，徼外大舟以铁叶固之者，至此皆不得过。以此言之，海南所出尤多也。

〔敩曰〕凡使勿误用玄中石并中麻石。此二石俱似磁石，只是吸铁不得。而中麻石心有赤，皮粗，是铁山石也。误服，令人生恶疮，不可疗。真磁石一片，四面吸铁一斤者，此名延年沙；四面只吸铁八两者，名续采石；四面吸五两者，名磁石。

〔宗奭曰〕磁石其毛轻紫，石上颇涩，可吸连铁，俗谓之熁铁石。其玄石，即磁石之黑色者。磁磨针锋，则能指南，然常偏东，不全南也。其法取新纩中独缕，以半芥子许蜡，缀于铁腰，无风处垂之，则针常指南。以针横贯灯心，浮水上，亦指南。然常偏丙位，盖丙为大火，庚辛受其制，物理相感尔。

〔土宿真君曰〕铁受太阳之气，始生之初，石产焉。一百五十年而成磁石，又二百年孕而成铁。

【修治】

〔敩曰〕凡修事一斤，用五花皮一镒，地榆一镒，取绵十五两。三件并锉。于石上捶碎，作二三十块。将石入瓷瓶中，下草药，以东流水煮三日夜，漉出拭干布裹再捶细，乃碾如尘，水飞过再碾用。

〔宗奭曰〕入药须火烧醋淬，研末水飞。或醋煮三日夜。

【气味】

辛，寒，无毒。

〔权曰〕咸，有小毒。

〔大明曰〕甘、涩，平。

〔藏器曰〕性温，云寒误也。

〔之才曰〕柴胡为之使，杀铁毒，消金，恶牡丹、莽草，畏黄石脂。

〔独孤滔曰〕伏丹砂，养汞，去铜晕。

【主治】

周痹风湿，肢节中痛，不可持物，洗洗酸消，除大热烦满及耳聋（《本经》）。

养肾脏，强骨气，益精除烦，通关节，消痈肿鼠瘘，颈核喉痛，小儿惊痫，炼水饮之。亦令人有子（《别录》）。

补男子肾虚风虚。身强，腰中不利，加而用之（甄权）。

治筋骨羸弱，补五劳七伤，眼昏，除烦躁。小儿误吞针铁等，即研细末，以筋肉莫令断，与末同吞，下之（大明）。

明目聪耳，止金疮血（时珍）。

【发明】

〔宗奭曰〕养肾气，填精髓，肾虚耳聋目昏者皆用之。

〔藏器曰〕重可去怯，磁石、铁粉之类是也。

〔时珍曰〕磁石法水，色黑而入肾，故治肾家诸病而通耳明目。一士子频病目，渐觉昏暗生翳。时珍用东垣羌活胜风汤加减法与服，而以磁朱丸佐之。两月遂如故。盖磁石入肾，镇养真精，使神水不外移；朱砂入心，镇养心血，使邪火不上侵；而佐以神曲，消化滞气，生熟并用，温养脾胃发生之气，乃道家黄婆媒合婴姹之理，制方者宜窥造化之奥乎？方见孙真人《千金方》神曲丸，但云明目，百岁可读细书，而未发出药微义也，孰谓古方不可治今病耶？独孤滔云：磁石乃坚顽之物，无融化之气，止可假其气服食，不可久服渣滓，必有大患。夫药以治病，中病则止，砒、硇犹可饵服，何独磁石不可服耶？慈石既炼末。亦匪坚顽之物，惟在用者能得病情而中的尔。《淮南万毕术》云：磁石悬井，亡人自归。注云：以亡人衣裹磁石悬于井中，逃人自反也。

【附方】旧三，新一十二。

耳卒聋闭熁铁石半钱，入病耳内，铁砂末入不病耳内，自然通透。(《直指方》)

肾虚耳聋真磁石一豆大，穿山甲(烧存性研)一字。新绵塞耳内，口含生铁一块，觉耳中如风雨声即通。(《济生方》)

老人耳聋磁石一斤捣末，水淘去赤汁，绵裹之。猪肾一具，细切。以水五斤煮石，取二斤，入肾，下盐豉作羹食之。米煮粥食亦可。(《养老方》)

老人虚损风湿，腰肢痹痛。慈石三十两，白石英二十两。捶碎瓮盛，水二斗浸于露地。每日取水作粥食，经年气力强盛，颜如童子。(《养老方》)

阳事不起磁石五斤研，清酒渍二七日。每服三合，日三夜一。(《千金》)

眼昏内障磁朱丸：治神水宽大渐散，昏如雾露中行，渐睹空花，物成二体，久则光不收，及内障神水淡绿、淡白色者。真磁石(火煅、醋淬七次)二两，朱砂一两，神曲(生用)三两。为末，更以神曲末一两煮糊，加蜜丸梧子大。每服二十丸，空心饭汤下。服后俯视不见，仰视微见星月，此其效也。亦治心火乘金、水衰反制之病。久病累发者服之，永不更作。(倪维德《原机启微集》)

小儿惊痫磁石炼水饮之。(《圣济录》)

子宫不收名瘣疾，痛不可忍。磁石丸：用磁石酒浸煅研末，米糊丸梧子大。每卧时滑石汤下四十丸。次早用磁石散，米汤服二钱。散用磁石(酒浸)半两，铁粉二钱半，当归五钱，为末。

大肠脱肛《直指方》：磁石半两，

火煅醋淬七次，为末。每空心米饮服一钱。《简便方》：用磁石末，面糊调涂囟上。入后洗去。

金疮肠出纳入，以磁石、滑石各三两。为末。米饮服方寸匕，日再。（《刘涓子鬼遗方》）

金疮血出磁石末傅之，止痛断血。（《千金方》）

误吞针铁真磁石枣核大，钻孔线穿吞，拽之立出。（钱相公《箧中方》）

疔肿热毒磁石末，酢和封之，拔根立出。（《外台秘要》）

诸般肿毒吸铁石三钱，金银藤四两，黄丹八两，香油一斤，如常熬膏，贴之。（《乾坤秘韫》）

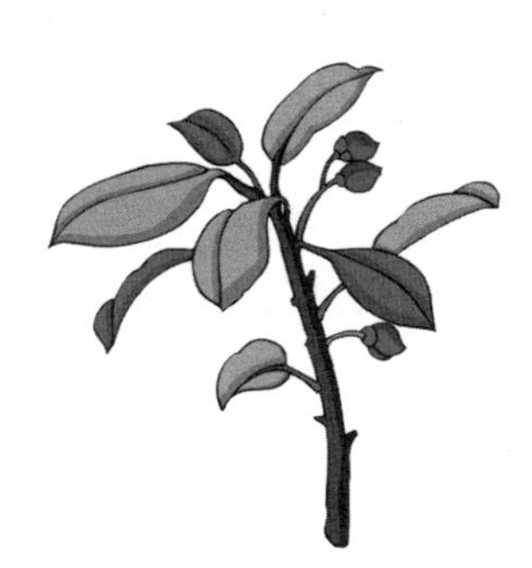

慈石毛

【气味】

咸，温，无毒。

【主治】

补绝伤，益阳道，止小便白数，治腰脚，去疮瘘，长肌肤，令人有子，宜入酒。

〔藏器曰〕《本经》言石不言毛，毛、石功状殊也。

麦饭石（宋《图经》）

【释名】

〔时珍曰〕象形。

【集解】

〔时形曰〕李迅云：麦饭石，处处山溪中有之。其石大小不等，或如拳，或如鹅卵，或如盏，或如饼，大略状如握聚一团麦饭，有粒点如豆如米，其色黄白，但于溪间麻石中寻有此状者即是。古方云：曾作磨者佳，误矣。此石不可作磨。若无此石，但以旧面磨近齿处石代之，取其有麦性故耳。

【气味】

甘，温，无毒。

【主治】

一切痈疽发背（时珍）。

【发明】

〔颂曰〕大凡石类多主痈疽。世传麦饭石膏，治发背疮甚效，乃中岳山人吕子华秘方。裴员外啗之以名第，河南尹胁之以重刑，吕宁绝荣望，守死不传其方。取此石碎如棋子（炭火烧赤，投米醋中浸之，如此十次，研末筛细，入乳钵内，用数人更碾五七日，要细腻如面）四两，鹿角一具（要生取连脑骨者，其自脱者不堪用，每二三寸截之，炭火烧令烟尽即止，为末研细）二两，白蔹（生研末）二两。用三年米醋入银石器内，煎令鱼目沸，旋旋入药在内，竹杖子不住搅，熬一二时久，稀稠得所，倾在盆内，待冷以纸盖收，勿令尘入。用时，以鹅翎拂膏，于肿上四围赤处尽涂之，中留钱大泄气。如未有脓即内消，已作头即撮小，已溃即排脓如湍水。若病久肌肉烂落，见出筋骨者，即涂细布上贴之，干即易，逐日疮口收敛。但中隔不穴者，即无不瘥。已溃者，用时先以猪蹄汤洗去脓血，故帛挹干，乃用药。其疮切忌手触动，嫩肉仍不可以口气吹风，及腋气、月经、有孕人见之，合药亦忌此等。初时一日一洗一换，十日后二日一换。此药要极细，方有效；若不细，涂之即极痛也。此方孙真人《千金月令》已有之，但不及此详悉耳。又北齐马嗣明治杨遵彦背疮，取粗黄石如鹅卵大者，猛火烧赤，纳浓醋中，当有屑落醋中，再烧再淬，石至尽，取屑日干，捣筛极细末，和醋涂之，立愈。刘禹锡《传信方》谓之炼石法，用傅疮肿无不验。

河　砂（《拾遗》）

【释名】

砂，小石也。字从少石，会意。

【主治】

石淋，取细白沙三升炒热，以酒三升淋汁，服一合，日再服。又主绞肠痧痛，炒赤，冷水淬之，澄清服一二合（时珍）。

风湿顽痹不仁，筋骨挛缩，冷风瘫缓，血脉断绝。六月取河砂，烈日暴令极热，伏坐其中，冷即易之。取热彻通汗，随病用药。切忌风冷劳役（藏器）。

【附方】新一。

人溺水死白沙炒，覆死人面上下，惟露七孔，冷湿即易。（《千金》）

第十一卷 石部（三）

食 盐（《别录》中品）

【校正】

〔志曰〕元在水部，今移入此。

〔时珍曰〕并入《本经》大盐。

【释名】

鹾（音醝）。

〔时珍曰〕盐字，像器中煎卤之形。《礼记》：盐，曰咸鹾。《尔雅》云：天生曰卤，人生曰盐。许慎《说文》云：盐，咸也。东方谓之斥，西方谓之卤，河东谓之咸。黄帝之臣宿沙氏，初煮海水为盐。《本经》大盐，即今解池颗盐也。《别录》重出食盐，今并为一。方士呼盐为海砂。

【集解】

《别录》曰：大盐，出邯郸及河东池泽。

〔恭曰〕大盐，即河东印盐也，人之常食者，形粗于食盐。

〔弘景曰〕有东海盐、北海盐、南海盐、河东盐池、梁益盐井、西羌山盐、胡中树盐，色类不同，以河东者为胜。东海盐官盐白草粒细，北海盐黄草粒粗。以作鱼鲊及咸菹，乃言北胜，而藏茧必用盐官者。蜀中盐小淡，广州盐咸苦，不知其为疗体复有优劣否。

〔藏器曰〕四海之内，何外无之，惟西南诸夷稍少，人皆烧竹及木盐当之。

〔颂曰〕并州末盐，乃刮咸煎炼者，不甚佳，所谓卤咸是也。大盐生河东池泽，粗于末盐，即今解盐也。解州、安邑两池，取盐于池旁耕地，沃以池水，每得南风急，则宿夕成盐满畦，彼人谓之种盐，最为精好。东海、北海、南海盐者，今沧、密、楚、秀、温、台、明、泉、福、广、琼、化诸州，煮海水作之，谓之泽盐，医方谓之海盐。海边掘坑，上布竹木，覆以蓬茅，积沙于上。每潮汐冲沙，则卤咸淋于坑中。水退则以火炬照之，卤气冲火皆灭。因取海卤贮盘中煎之，顷刻而就。其煮盐之器，汉谓之牢盆，今或鼓铁为之，南海人编竹为之，上下周以蜃灰，横丈深尺，平底，置于灶背，谓之盐盘。梁益盐井者，今归州及四川诸郡皆有盐井，汲其水以煎作盐，如煮海法。又滨州有土盐，煎炼草土而成，其色最粗黑，不堪入药。通、泰、海州并有停夕刮咸煎盐输官，如并州末盐之类，而味更优，以供给江湖，极为饶衍。

〔时珍曰〕盐品甚多：海盐，取海卤煎炼而成，今辽冀、山东、两淮、闽浙、广南所出是也。井盐，取井卤煎炼而成，今四川、云南所出是也。池盐，出河东安邑、西夏灵州，今惟解州种之。疏卤地为畦陇，而堑围之，引清水注入，久则色赤。待夏秋南风大起，则一夜结成，谓之盐南风。如南风不起，则盐失利。亦忌浊水淤淀盐脉也。又海丰、深州者，亦引海水入池晒成。并州、河北所出，皆碱盐也，刮碱土，煎练而成。阶、成、凤川所出，皆崖盐也，生于土崖之间，状如白矾，亦名生盐。此五种皆食盐也，上供国课，下济民用。海盐、井盐、碱盐三者出于人，池盐、崖盐二者出于天。《周礼》云：盐人掌盐之政令。祭祀，供其苦盐、散盐；宾客，供其形盐；王之膳羞，供其饴盐。苦盐，即颗盐也，出于池，其盐为颗，未炼治，其味咸苦。散盐，即末盐，出于海及井，并煮碱而成者，其盐皆散末也。形盐，即印盐，或以盐刻作虎形也；或云积卤所结，其形如虎也。饴盐，以饴拌成者；或云生于戎地，味甜而美也。此外又有崖盐生于山崖，戎盐生于土中，伞子盐生于井，石盐生于石，木盐生于树，蓬盐生于草。造化生物之妙，诚难殚知也。

【修治】

〔时珍曰〕凡盐，人多以矾、消、灰石之类杂之。入药须以水化，澄去脚滓，煎炼白色，乃良。

大盐

【气味】

甘、咸，寒，无毒。

〔《别录》曰〕食盐：咸，温，无毒。多食伤肺，喜咳。

〔权曰〕有小毒。

〔时珍曰〕咸、微辛，寒，无毒。

〔保升曰〕多食令人失色肤黑，损筋力。

〔之才曰〕漏芦为之使。

〔敩曰〕敝箪淡卤，乌贼骨亦淡卤。

【主治】

肠胃结热喘逆，胸中病，令人吐（《本经》）。

伤寒寒热，吐胸中痰澼，止心腹卒痛，杀鬼蛊邪疰毒气，下部䘌疮，坚肌骨（《别录》）。

除风邪，吐下恶物，杀虫，去皮肤风毒，调和脏腑，消宿物，令人壮健（藏器）。

助水脏，及霍乱心痛，金疮，明目，止风泪邪气，一切虫伤疮肿火灼疮，长肉补皮肤，通大小便，疗疝气，滋五味（大明）。

空心揩齿，吐水洗目，夜见小字（甄权）。

解毒，凉血润燥，定痛止痒，吐一切时气风热、痰饮关格诸病（时珍）。

【发明】

〔弘景曰〕五味之中，惟此不可缺。西北方人食不耐咸，而多寿少病好颜色；东南方人食绝欲咸，而少寿多病，便是损人伤肺之效。然以浸鱼肉，则能经久不败；以沾布帛，则易致朽烂，所施各有所宜也。

〔宗奭曰〕《素问》云：咸走血。故东方食鱼盐之人多黑色，走血之验可知，病喘嗽人及水肿者，宜全禁之。北狄用以淹尸，取其不坏也。其烧剥金银熔汁作药，仍须解州大盐为佳。

〔时珍曰〕《洪范》：水曰润下作咸。《素问》曰：水生咸。此盐之根源也。夫水周流于天地之间，润下之性无所不在，其味作咸、凝结为盐，亦无所不在。在人则血脉应之。盐之气味咸腥，人之血亦咸腥。咸走血，血病无多食咸，多食则脉凝泣而变色，从其类也。煎盐者，用皂角收之，故盐之味微辛。辛走肺，咸走肾。喘嗽水肿消渴者，盐为大忌，或引痰吐，或泣血脉，或助水邪故也。然盐为百病之主，百病无不用之。故服补肾药用盐汤者，咸归肾，引药气入本脏也。补心药用炒盐者，心苦虚，以咸补之也。补脾药用炒盐者，虚则补其母，脾乃心之子也。治积聚结核用之者，咸能软坚也。诸痈疽眼目及血病用之者，咸走血也。诸风热病用之者，寒胜热也。大小便病用之者，咸能润下也。骨病、齿病用之者，肾主骨，咸入骨也。吐药用之者，咸引水聚也。能收豆腐，与此同义。诸蛊及虫伤用之者，取其解毒也。

〔颂曰〕唐柳柳州纂《救三死方》云：元和十一年十月，得霍乱，上不可吐，下不可利，出冷汗三大斗许，气即绝。河南房伟传此方，入口即吐，绝气复通。其法用盐一大匙，熬令黄，童子小便一升，合和温服，少顷吐下，即愈也。

【附方】 旧四十二，新二十七。

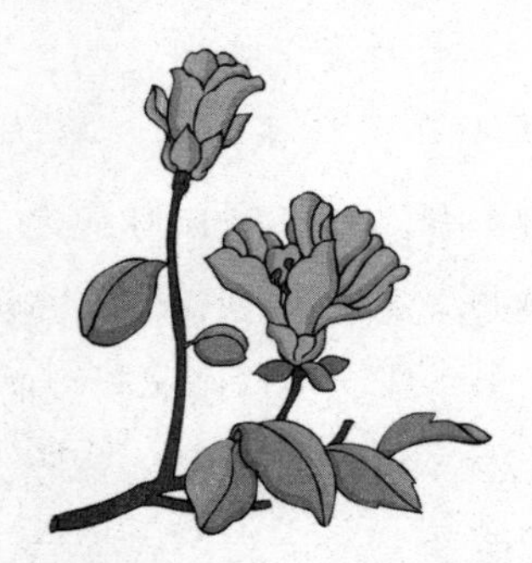

炼盐黑丸 崔中丞炼盐黑丸方：盐末一升（纳粗瓷瓶中，实筑泥头。初以糖火烧，渐渐加炭火，勿令瓶破，候赤彻，盐如水汁，即去火，待凝，破瓶取出），豉一升（熬煎），桃仁一两（和麸炒熟），巴豆二两（去心膜，纸中炒令油出，须生熟得所，熟即少力，生又损人）。四物捣匀，入蜜和丸梧子大。每服三丸，平旦时服。天行时气，豉汁及茶下；心痛，酒下，入口便止；血痢，饮下，初变水痢，后便止；鬼疟，茶饮下；骨蒸，蜜汤下。忌久冷浆水。合药久则稍加之。凡服药后吐利，勿怪。吐利若多，服黄连汁止之。或遇杀药人药久不动者，更服一二丸。药后忌口二三日。其药腊月合之，瓷瓶密封，勿令泄气。一剂可救百人。或在道途，或在村落，无药可求，但用此药，即敌大黄、朴消数两，曾用有效。小儿、女子不可服，被搅作也。（刘禹锡《传信方》）

卒中尸遁 其状腹胀急冲心，或块起，或牵腰脊者是。服盐汤取吐。（孙真人方）

尸疰鬼疰 下部蚀疮。炒盐布裹，坐熨之。（《药性论》）

鬼击中恶 盐一盏，水二盏，和服，以冷水噀之，即苏。（《救急方》）

中恶心痛 或连腰脐。盐如鸡子大，青布裹，烧赤，纳酒中，顿服。当吐恶物，愈。（甄权《药性论》）

中风腹痛 盐半斤，熬水干，着口中，饮热汤二升，得吐愈。（《肘后方》）

脱阳虚症 四肢厥冷，不省人事，或小腹紧痛，冷汗气喘。炒盐熨脐下气海，取暖。（《救急方》）

心腹胀坚 痛闷欲死。盐五合，水一升，煎服。吐下即定，不吐更服。（《梅师方》）

腹胀气满 黑盐，酒服六铢。（《后魏书》）

酒肉过多 胀满不快。用盐花搽牙，温水漱下二三次，即如汤沃雪也。（《简便方》）

干霍乱病 上不得吐，下不得利。

方见发明。

霍乱腹痛炒盐一包，熨其心腹，令气透，又以一包熨其背。（《救急方》）

霍乱转筋欲死气绝，腹有暖气者。以盐填脐中，灸盐上七壮，即苏。（《救急方》）

肝虚转筋肝脏气虚，风冷抟于筋，遍体转筋，入腹不可忍。热汤三斗，入盐半斤，稍热渍之。（《圣惠方》）

一切脚气盐三升，蒸热分裹，近壁，以脚踏之，令脚心热。又和槐白皮蒸之，尤良。夜夜用之。（《食疗本草》）

脚气疼痛每夜用盐擦腿膝至足，用淹少时，以热汤泡洗。有一人病此，曾用验。（《救急方）

胸中痰饮伤寒热病疟疾须吐者，并以盐汤吐之。（《外台秘要》）

病后胁胀天行病后，两胁胀满。熬盐熨之。（《外台秘要方》）

妊娠心痛不可忍。盐烧赤，酒服一撮。（《产宝》）

妊妇逆生盐摩产妇腹，并涂儿足底，仍急爪搔之。（《千金方》）

妇人阴痛青布裹盐，熨之。（《药性论》）

小儿疝气并内吊肾气。以葛袋盛盐，于户口悬之，父母用手捻，料尽即愈。（《日华子本草》）

小儿不尿安盐于脐中，以艾灸之。（《药性论》）

小便不通湿纸包白盐，烧过，吹少许入尿孔中，立通。（《普济方》）

气淋脐痛盐和醋服之。（《广利方》）

二便不通盐和苦酒傅脐中，干即易。仍以盐汁，灌肛内；并内用纸裹盐，投水中饮之。（《家藏方》）

漏精白浊雪白盐一两（并筑紧固济，煅一日，出火毒），白茯苓、山药各一两。为末，枣肉和蜜丸梧子大。每枣汤下三十丸。盖甘以济咸，脾肾两得也。（《直指方》）

下痢肛痛不可忍者。熬盐，包，坐熨之。（《肘后方》）

血痢不止白盐，纸包烧研，调粥吃，三四次即止也。（《救急方》）

中蛊吐血或下血如肝。盐一升，苦酒一升，煎化顿服，得吐即愈。乃支太医方也。（《小品方》）

金疮血出甚多，若血冷则杀人。宜炒盐三撮，酒调服之。（《梅师方》）

金疮中风煎盐令热，以匙抄，沥却水，热泻疮上。冷更着，一日勿住，取瘥，大效。（《肘后方》）

小儿撮口盐头，捣贴脐上，灸之。（《子母秘录》）

病笑不休沧盐煅赤，研入河水煎沸，啜之，探吐热痰数升，即愈。《素问》曰：神有余，笑不休。神，心火也。火得风则焰，笑之象也。一妇病此半年，张子和用此方，遂愈。（《儒门事亲》）

饮酒不醉凡饮酒，先食盐一匕，则后饮必倍。（《肘后方》）

明目坚齿去翳，大利老眼。海盐，以百沸汤泡散，清汁于银石器内，熬取雪白盐花，新瓦器盛。每早揩牙漱水，以大指甲点水洗目，闭坐良久，乃洗面。名洞视千里法，极神妙。（《永类钤方》）

风热牙痛槐枝煎浓汤二碗，入盐一斤，煮干炒研，日用揩牙，以水洗目。（唐瑶《经验方》）

齿䘌齿动盐半两，皂荚两挺，同烧赤，研。夜夜揩齿，一月后并瘥，其齿牢固。（《食疗本草》）

齿龈宣露每旦噙盐，热水含百遍。五日后齿即牢。（《千金方》）

齿疼出血每夜盐末厚封龈上，有汁沥尽乃卧。其汁出时，叩齿勿住。不过十夜，疼血皆止。忌猪、鱼、油菜等。极验。（《肘后方》）

喉中生肉绵裹箸头，拄盐揩之，日五、六度（《孙真人方》）

帝钟喉风垂长半寸。煅食盐，频点之，即消。（《圣惠方》）

风病耳鸣盐五升蒸热，以耳枕之，冷复易之。（《肘后方》）

耳卒疼痛方同上。

目中泪出盐点目中，冷水洗数次，瘥。（《范汪方》）

目中浮翳遮睛。白盐生研少许，频点屡效，小儿亦宜。（《直指方》）

小儿目翳或来或去，渐大侵睛。雪白盐少许，灯心蘸点，日三五次。不痛不碍，屡用有效。（《活幼口议》）

尘物眯目以少盐并豉置水中，视之立出。（孙真人方）

酒皶赤鼻白盐常擦之，妙。（《直指方》）

口鼻急疳蚀烂腐臭。斗子盐、白面等分。为末。每以吹之。（《普济方》）

面上恶疮五色者。盐汤浸绵拓疮上，五六度即瘥。（《药性论》）

体如虫行风热也。盐一斗，水一石，煎汤浴之，三四次。亦疗一切风气。（《外台秘要》）

疮癣痛痒初生者。嚼盐频擦之，妙。（《千金翼》）

手足心毒风气毒肿。盐末、椒末等分。酢和，傅之，立瘥。（《肘后方》）

手足疣目盐傅上，以舌舐之。不

过三度，瘥。(《肘后方》)

热病生䘌下部有疮。熬盐熨之，不过三次（《梅师方》)

一切漏疮故布裹盐，烧赤为末。每服一钱。(《外台秘要》)

臁疮经年盐中黑泥，晒研搽之。(《永类方》)

蠼螋尿疮盐汤浸绵，拓疮上。(《食疗本草》)

蜈蚣咬人嚼盐涂之，或盐汤浸之，妙。(《梅师方》)

蚯蚓咬毒形如大风，眉鬓皆落。惟浓煎盐汤，浸身数遍即愈。浙西军将张韶病此，每夕蚯蚓鸣于体，一僧用此方而安。蚓，畏盐也。(《经验方》)

蜂虿螫叮嚼盐涂之。(《千金方》)

解黄蝇毒乌蒙山峡多小黄蝇，生毒蛇鳞中，啮人初无所觉，渐痒为疮。勿搔，但以冷水沃之，擦盐少许，即不为疮。(《方舆胜览》)

毒蛇伤螫嚼盐涂之，灸三壮，仍嚼盐涂之。(徐伯玉方)

虱出怪病临卧浑身虱出，约至五升，随至血肉俱坏，每宿渐多，痛痒不可言状，惟吃水，卧床昼夜号哭，舌尖出血不止，身齿俱黑，唇动鼻开。但饮盐醋汤十数日，即安。(夏子益《奇疾方》)

解狼毒毒盐汁饮之。(《千金方》)

药箭毒气盐贴疮上，灸三十壮，良。(《集验方》)

救溺水死以大凳卧之，后足放高，用盐擦脐中，待水自流出，切勿倒提出水。(《救急方》)

溃痈作痒以盐摩其四围，即止。(《外科精义》)

卤　碱（《本经》下品）

【释名】

卤盐、寒石（《吴普》)

石碱（《补遗》)

〔时珍曰〕碱音有二：音咸者，润下之味；音减者，盐土之名，后人作硷，作碱，是矣。许慎《说文》云：卤，西方碱地也。故字从西省文，像盐形。东方谓之斥，西方谓之卤，河东谓之碱。《传》云：兑为泽，其于地也为刚卤，亦西方之义。

【集解】

《别录》曰：卤碱生河东池泽。

〔弘景曰〕今俗不复见卤碱，疑是黑盐。又云：是煎盐釜下凝滓。二说未详。

〔恭曰〕卤碱生河东，河东盐不釜煎，明非凝滓。又疑是黑盐，皆不然。此是硷土也，今人熟皮用之，于硷地掘取。

〔颂曰〕并州人刮碱煎炼，不甚佳，即卤碱也。

〔机曰〕卤碱，即卤水也。

〔时珍曰〕《说文》既言卤碱皆斥地之名，则谓凝滓及卤水之说皆非矣。卤盐与卤硷不同。山西诸州平野，及大谷、榆次高亢处，秋间皆生卤，望之如水，近之如积雪。土人刮而熬之为盐，微有苍黄色者，即卤盐也。《尔雅》所谓天生曰卤、人生曰盐者，是矣。凡盐未经滴去苦水，则不堪食，苦水即卤水也。卤水之下，澄盐凝结如石者，即卤硷也。丹溪所谓石硷者，乃灰硷也，见土类。《吴普本草》谓卤碱一名卤盐者，指卤水之盐，非卤地之盐也，不妨同名。

【气味】

苦，寒，无毒。

《别录》：苦、咸，寒。

〔独孤滔曰〕卤盐制四黄，作焊药。同硇砂罨铁，一时即软。

【主治】

大热消渴狂烦，除邪，及下蛊毒，柔肌肤（《本经》）。

去五脏肠胃留热结气，心下坚，食已呕逆喘满，明目目痛（《别录》）。

【附方】新二。

风热赤眼虚肿涩痛。卤碱一升，青梅二十七个，古钱二十一文。新瓶盛，密封，汤中煮一炊时。三日后取点，日三、五度。（《圣惠方》）

齿腐龈烂不拘大人小儿。用上好碱土，热汤淋取汁，石器熬干刮下，入麝香少许研，掺之。（《宣明方》）

蓬　砂（《日华》）

【释名】

鹏砂（《日华》）

盆砂

〔时珍曰〕名义未解。一作硼砂。或云：炼出盆中结成，谓之盆砂，如盆消之义也。

【集解】

〔颂曰〕硼砂出南海，其状甚光莹，亦有极大块者。诸方稀用，可焊金银。

〔宗奭曰〕南方者，色重褐，其味和，入药其效速；西戎者，其色白，其味焦，入药其功缓。

〔时珍曰〕硼砂生西南番，有黄、白二种。西者白如明矾，南者黄如桃胶，皆是炼结成，如硇砂之类。西者柔物去垢，杀五金，与消石同功，与砒石相得也。

【修治】

白如明矾者，良。研如飞尘。

【气味】

苦、辛，暖，无毒。

〔颂曰〕温、平。

〔时珍曰〕甘、微咸，凉，无毒。

〔独孤滔曰〕制汞，哑铜，结砂子。

〔土宿真君曰〕知母、鹅不食草、芸苔、紫苏、甑带、何首乌，皆能伏硼砂。同砒石煅过，有变化。

【主治】

消痰止嗽，破症结喉痹（大明）。

上焦痰热，生津液，去口气，消障翳，除噎膈反胃，积块结淤肉，阴㿉骨哽，恶疮及口齿诸病（时珍）。

【发明】

〔颂曰〕今医家用硼砂治咽喉，最为要切。

〔宗奭曰〕含化咽津，治喉中肿痛，膈上痰热。初觉便治，不能成喉痹，亦缓取效可也。

〔时珍曰〕硼砂，味甘微咸而气凉，色白而质轻，故能去胸膈上焦之热。《素问》云：热淫于内，治以咸寒，以甘缓之，是也。其性能柔五金而去垢腻，故治噎膈积聚、骨哽结核、恶肉阴㿉用之者，取其柔物也；治痰热、眼目障翳用之者，取其去垢也。洪迈《夷坚志》云：鄱阳汪友良，因食误吞一骨，哽于咽中，百计不下。恍惚梦一朱衣人曰：惟南蓬砂最妙。遂取一块含化咽汁，脱然而失。此软坚之征也。《日华》言其苦辛暖，误矣。

【附方】新十二。

鼻血不止硼砂一钱，水服立止。（《集简方》）

劳瘵有虫硼砂、硇砂、兔屎等分。为末，蜜丸梧子大。每服七丸，生甘草一分，新水一钟，揉汁送下。自朔至望，五更时，令病人勿言，服之。（《乾坤秘韫》）

木舌肿强硼砂末，生姜片蘸揩，少时即消。（《普济方》）

咽喉谷贼肿痛。蓬砂、牙消等分。为末。蜜和半钱，含咽。（《直指方》）

咽喉肿痛破棺丹：用蓬砂、白梅等分。捣丸芡子大。每噙化一丸。（《经验方》）

喉痹牙疳盆砂末，吹，并擦之。（《集简方》）

骨哽在咽方见发明。

小儿阴㿉肿大不消。硼砂一分。水研涂之，大有效。（《集玄方》）

饮酒不醉先服盆砂二钱，妙。（《相感志》）

饮食毒物硼砂四两，甘草四两，真香油一斤。瓶内浸之。遇有毒者，服油一小盏。久浸尤佳。（《瑞竹堂经

验方》）

一切恶疮方同上。

胬肉淤突南鹏砂（黄色者）一钱，片脑少许。研末。灯草蘸点之。（《直指方》）

【附录】

特蓬杀（《拾遗》）

〔藏器曰〕味苦，寒，无毒。主折伤内损淤血，烦闷欲死者。酒消服之。南人毒箭中人，及深山大蝮伤人，速将病者顶上十字劈之，出血水，药末傅之，并傅伤处。当上、下出黄水数升，则闷解。俚人重之，以竹筒盛，带于腰，以防毒箭，亦主恶疮热毒痈肿、赤白游风、瘘蚀等疮，并水和傅之。出贺州山内石上，似碎石、硇砂之类。

第十二卷 草部（一）

甘 草（《本经》上品）

【释名】

蜜甘（《别录》）

蜜草（《别录》）

美草（《别录》）

蕗草（《别录》）

灵通（《记事珠》）

国老（《别录》）

〔弘景曰〕此草最为众药之主，经方少有不用者，犹如香中有沉香也。国老，即帝师称，虽非君而为君所宗，是以能安和草石而解诸毒也。

〔甄权曰〕诸药中甘草为君，治七十二种乳石毒，解一千二百般草木毒，调和众药有功，故有国老之号。

【集解】

《别录》曰：甘草，生河西川谷积沙山及上郡。二月、八月除日采根，暴干，十日成。

〔陶弘景曰〕河西上郡，今不复通市。今出蜀汉中，悉从汶山诸夷中来。赤皮断理，看之坚实者，是抱罕草，最佳。抱罕，乃西羌地名。亦有火炙干者，理多虚疏。又有如鲤鱼肠者，被刀破，不复好。青州间有而不如。又有紫甘草，细而实，乏时亦可用。

〔苏颂曰〕今陕西、河东州郡皆有之。春生青苗，高一二尺，叶如槐叶，七月开紫花似柰冬，结实作角子如毕豆。根长者，三四尺，粗细不定，皮赤色，上有横梁，梁下皆细根也。采得，去芦头及赤皮，阴干用。今甘草有数种，以坚实断理者，为佳；其轻虚纵理及细韧者，不堪，惟货汤家用之。谨按《尔雅》云：蘦，大苦。郭璞注：蘦，似地黄。又《诗·唐风》云：采苓采苓，首阳之巅，是也。蒖，与苓通用。首阳之山在河东蒲坂县，乃今甘草所生处相近，而先儒所说苗叶与今全别，岂种类有不同者乎？

〔李时珍曰〕按沈括《笔谈》云：《本草注》引《尔雅》蒖大苦之注。为甘草者，非矣。郭璞之注，乃黄药也，其味极苦，故谓之大苦，非甘草也。甘草枝叶悉如槐，高五六尺，但叶端微尖而糙涩，似有白毛，结角如相思角，作一本生，至熟时角拆，子扁如小豆，极坚，齿啮不破，今出河东西界。寇氏《衍义》亦取此说，而不言大苦非甘草也。以理度之，郭说形状殊不相类，沈说近之。今人惟以大径寸而结紧断纹者，为佳，谓之粉草；其轻虚细小者，皆不及之。镏绩《霏雪录》，言安南甘草大者如柱，土人以架屋，不识果然否也？

根

【修治】

〔雷敩曰〕凡使须去头、尾尖处，其头、尾吐人。每用切长三寸，擘作六七片，入瓷器中盛，用酒浸蒸，从巳至午，取出暴干，锉细用。一法：每斤用酥七两涂炙，酥尽为度。又法：先炮令内外赤黄用。

〔时珍曰〕方书炙甘草皆用长流水蘸湿炙之，至熟，刮去赤皮，或用浆水炙熟，未有酥炙、酒蒸者。大抵补中，宜炙用；泻火，宜生用。

【气味】

甘，平，无毒。

〔寇宗奭曰〕生则微凉，味不佳；炙则温。

〔王好古曰〕气薄味厚，升而浮，阳也。入足太阴、厥阴经。

〔时珍曰〕通入手、足十二经。

〔徐之才曰〕术、苦参、干漆为之使，恶远志，反大戟、芫花、甘遂、海藻。

〔权曰〕忌猪肉。

〔时珍曰〕甘草与藻、戟、遂、芫四物相反，而胡洽居士治痰澼，以十枣汤加甘草、大黄，乃是痰在膈上，欲令通泄，以拔去病根也。东垣李杲治项下结核，消肿溃坚汤加海藻。丹溪朱震亨治劳瘵，莲心饮用芫花。二方俱有甘草，皆本胡居士之意也。故陶弘景言古方亦有相恶、相反，并乃不为害。非妙达精微者，不能知此理。

【主治】

五脏六腑寒热邪气，坚筋骨，长肌肉，倍气力，金疮尰，解毒。久服轻身延年（《本经》。尰，音时勇切，肿也）。

温中下气，烦满短气，伤脏咳嗽，止渴，通经脉，利血气，解百药毒，为九土之精，安和七十二种石，一千二百种草（《别录》）。

主腹中冷痛，治惊痫，除腹胀满，补益五脏，肾气内伤，令人阴不痿，主妇人血沥腰痛。凡虚而多热者，加用之（甄权）。

安魂定魄，补五劳七伤，一切虚损，惊悸烦闷健忘，通九窍，利百脉，益精养气，壮筋骨（大明）。

生用，泻火热；熟用，散表寒，去咽痛，除邪热，缓正气，养阴血，补脾胃。润肺（李杲）。

吐肺痿之脓血，消五发之疮疽（好古）。

解小儿胎毒惊痫，降火止痛（时珍）。

稍

【主治】

生用，治胸中积热，去茎中痛，加酒煮延胡索、苦楝子，尤妙（元素）。

头

【主治】

生用，能行足厥阴、阳明二经污浊之血，消肿导毒（震亨）。

主痈肿，宜入吐药（时珍）。

【发明】

〔震亨曰〕甘草味甘，大缓诸火，黄中通理，厚德载物之君子也。欲达下焦，须用稍子。

〔杲曰〕甘草气薄味厚，可升可降，阴中阳也。阳不足者，补之以甘。甘温能除大热，故生用则气平，补脾胃不足而大泻心火；炙之则气温，补三焦元气而散表寒，除邪热，去咽痛，缓正气，养阴血。凡心火乘脾，腹中急痛，腹皮急缩者，宜倍用之。其性能缓急，而又协和诸药，使之不争。故热药得之，缓其热；寒药得之，缓其寒；寒热相杂者，用之得其平。

〔好古曰〕五味之用，苦泄辛散，酸收成敛，甘上行而发，而本草言甘草下气何也？盖甘味主中，有升降、浮沉，可上、可下，可外、可内，有和、有缓，有补、有泄，居中之道尽矣。张仲景附子理中汤，用甘草，恐其僭上也；调胃承气汤用甘草，恐其速下也，皆缓之之意。小柴胡汤，有柴胡、黄芩之寒，人参、半夏之温，而用甘草者，则有调和之意。建中汤用甘草，以补中而缓脾急也；凤髓丹用甘草，以缓肾急而生元气也，乃甘补之意。又曰：甘者，令人中满；中满者，勿食甘，甘缓而壅气，非中满所宜也。凡不满而用炙甘草，为之补；若中满而用生甘草，为之泻，能引诸药直至满所。甘味入脾，归其所喜，此升降、浮沉之理也。《经》云：以甘补之，以甘泻之，以甘缓之，是矣。

〔时珍曰〕甘草外赤中黄，色兼坤离；味浓气薄，资全土德。协和群品，有元老之功；普治百邪，得王道之化。赞帝力而人不知，敛神功而己不与，可谓药中之良相也。然中满、呕吐、酒客之病，不喜其甘；而大戟、芫花、甘遂、海藻，与之相反。是亦迂缓不可以救昏昧，而君子尝见嫉于宵人之意欤？

〔颂曰〕按孙思邈《千金方》论云：甘草解百药毒，如汤沃雪。有中乌头、巴豆毒，甘草入腹即定，验如反掌。方称大豆汁解百药毒，予每试之不效，加入甘草，为甘豆汤，其验乃奇也。又葛洪《肘后备急方》云：席辩刺史尝言：岭南俚人解蛊毒药，并是常用之物，畏人得其法，乃言三百头牛药，或言三百两银药。久与亲狎，乃得其详。凡饮食时，先取炙熟甘草一寸，嚼之咽汁，若中毒，随即吐出。仍以炙甘草三两，生姜四两，水六升，煮二升，日三服。或用都淋藤、黄藤二物，酒煎温，常服，则毒随大、小便出。又常带甘草数寸，随身备急。若经含甘草而食物不吐者，非毒物也。三百头牛药，即土常山也；三百两银药，即马兜铃藤也，详见各条。

【附方】旧十五，新二十。

伤寒心悸脉结代者。甘草二两。水三升，煮一半，服七合。日一服。(《伤寒类要》)

伤寒咽痛少阴证，甘草汤主之。用甘草二两（蜜水炙）。水二升，煮一升半，服五合。日二服。（张仲景《伤寒论》)

肺热喉痛有痰热者。甘草（炒）二两，桔梗（米泔浸一夜）一两。每服五钱，水一钟半，入阿胶半片，煎服。(钱乙《直诀》)

肺痿多涎肺痿吐涎沫，头眩，小便数而不咳者，肺中冷也，甘草干姜汤温之。甘草（炙）四两，干姜（炮）二两。水三升，煮一升五合，

分服。(张仲景《金匮要略》)

肺痿久嗽涕唾多，骨节烦闷，寒热。以甘草三两（炙），捣为末。每日取小便三合，调甘草末一钱，服之。(《广利方》)

小儿热嗽甘草二两，猪胆汁浸五宿，炙，研末，蜜丸绿豆大。食后薄荷汤下十丸。名凉膈丸。(《圣惠方》)

初生解毒小儿初生，未可便与朱砂、蜜。只以甘草一指节长，炙碎，以水二合，煮取一合，以绵染，点儿口中，可为一蚬壳，当吐出胸中恶汁。此后待儿饥渴，更与之。令儿智慧，无病，出痘稀少。(王璆《选方》)

初生便闭甘草、枳壳（煨）各一钱。水半盏，煎服。(《全幼心鉴》)

小儿撮口发噤。用生甘草二钱半，水一盏，煎六分，温服。令吐痰涎，后以乳汁点儿口中。(《金匮玉函》)

婴儿目涩月内目闭不开，或肿羞明，或出血者，名慢肝风。用甘草一截，以猪胆汁炙，为末。每用米泔调少许，灌之。(《幼幼新书》)

小儿遗尿大甘草头，煎汤，夜夜服之。(危氏《得效方》)

小儿尿血甘草一两二钱，水六合，煎二合，一岁儿一日服尽。（姚和众《至宝方》)

小儿羸瘦甘草三两，炙焦，为末，蜜丸绿豆大。每温水下五丸，日二服。(《金匮玉函》)

大人羸瘦甘草三两（炙）。每旦以小便煮三四沸，顿服之。良。(《外台秘要》)

赤白痢下崔宣州衍所传方：用甘草一尺，炙，劈破，以淡浆水蘸，水一升半，煎取八合，服之立效。《梅师方》：用甘草一两（炙），肉豆蔻七个（煨）。锉。以水三升，煎一升，分服。

舌肿塞口不治杀人。甘草，煎浓汤，热漱，频吐。(《圣济总录》)

太阴口疮甘草二寸，白矾一粟大，同嚼，咽汁。(《保命集》)

发背痈疽崔元亮《海上集验方》云：李北海言，此方乃神授，极奇秘。用甘草三大两（生捣筛末），大麦面九两。和匀，取好酥少许入内，下沸水溲如饼状，方圆大于疮一分，热傅肿上，以绸片及故纸膈，令通风，冷则换之。已成者，脓水自出；未成者，肿便内消，仍当吃黄芪粥为妙。又一法：甘草一大两，微炙，捣碎，水一大升浸之，器上横一小刀子，露一宿，平明以物搅，令沫出，去沫服之。但是疮肿发背，皆甚效。（苏颂《图

经》)

诸般痈疽甘草三两，微炙，切，以酒一斗，同浸瓶中，用黑铅一片溶成汁，投酒中取出，如此九度。令病者饮酒至醉，寝后即愈也。（《经验方》)

一切痈疽诸发，预期服之，能消肿逐毒，使毒不内攻，功效不可具述。用大横文粉草二斤捶碎，河水浸一宿，揉取浓汁，再以密绢过，银石器内慢火熬成膏，以瓷罐收之。每服一二匙，无灰酒或白汤下。曾服丹药者，亦解之，或微利无妨，名国老膏。(《外科精要方》)

痈疽秘塞生甘草二钱半，井水煎服，能疏导，下恶物。(《直指方》)

乳痈初起炙甘草二钱，新汲水煎服，仍令人咂之。(《直指方》)

些小痈疖发热时，即用粉草节，晒干为末，热酒服一二钱，连进数服，痛、热皆止。(《外科精要方》)

痘疮烦渴粉甘草（炙)、瓜蒌根等分，水煎服之。甘草能通血脉，发疮痘也。(《直指方》)

阴下悬痈生于谷道前后，初发如松子大，渐如莲子，数十日后，赤肿如桃李，成脓即破，破则难愈也。用横文甘草一两，四寸截断，以溪涧长流水一碗，塘水、井水不用，以文武火慢慢蘸水炙之，自早至午，令水尽为度，劈开视之，中心水润乃止。细锉，用无灰好酒二小碗，煎至一碗，温服，次日再服，便可保无虞。此药不能急消，过二十日，方得消尽。兴化守康朝病已破，众医拱手，服此两剂即合口，乃韶州刘从周方也。（李迅《痈疽方》)

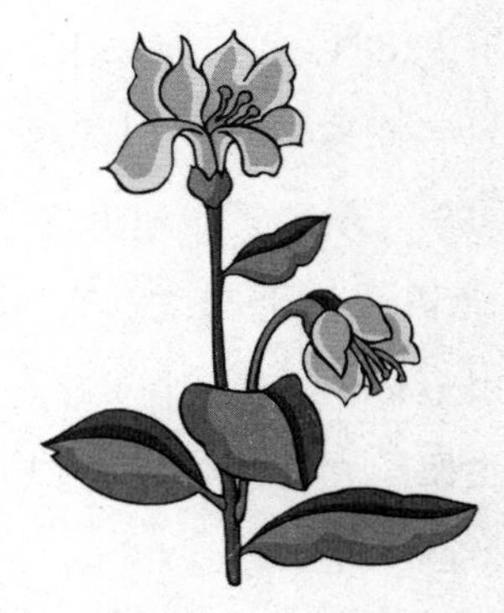

阴头生疮蜜炙甘草末，频频涂之，神效。(《千金方》)

阴下湿痒甘草，煎汤，日洗三五度。(《古今录验》)

代指肿痛甘草，煎汤渍之。(《千金方》)

冻疮发裂甘草，煎汤洗之。次以黄连、黄檗、黄芩末，入轻粉、麻油调傅。(《谈野翁方》)

汤火灼疮甘草，煎蜜涂。（李楼《奇方》)

蛊毒药毒甘草节，以真麻油浸之，

年久愈妙。每用嚼咽，或水煎服，神妙。（《直指方》）

小儿中蛊欲死者。甘草半两，水一盏，煎五分，服。当吐出。（《金匮玉函》）

牛马肉毒甘草，煮浓汁，饮一二升，或煎酒服，取吐或下。如渴，不可饮水，饮之即死。（《千金方》）

饮馔中毒未审何物，卒急无药。只煎甘草荠苨汤，入口便活。（《金匮玉函方》）

水莨菪毒菜中有水莨菪，叶圆而光，有毒，误食令人狂乱，状若中风，或作吐。以甘草煮汁服之，即解。（《金匮玉函妙方》）

人　参（《本经》上品）

【释名】

人蓡（音参。或省作蓡）

黄参（《吴普》）

血参（《别录》）

人衔（《本经》）

鬼盖（《本经》）

神草（《别录》）

土精（《别录》）

地精（《广雅》）

海腴、皱面还丹（《广雅》）

〔时珍曰〕人𰱎𰱎年深，浸渐长成者，根如人形，有神，故谓之人𰱎、神草。𰱎字，从𰱎，亦浸渐之义。𰱎，即浸字，后世因字文繁，遂以参星之字代之，从简便尔。然承误日久，亦不能变矣，惟张仲景《伤寒论》尚作𰱎字。《别录》一名人衔，衔乃蓡字之讹也。其成有阶级，故曰人衔。其草背阳向阴，故曰鬼盖。其在五参，色黄属土，而补脾胃，生阴血，故有黄参、血参之名。得地之精灵，故有土精、地精之名。《广五行记》云：隋文帝时，上党有人宅后每夜闻人呼声，求之不得。去宅一里许，见人参枝叶异常，掘之入地五尺，得人蓡，一如人体，四肢毕备，呼声遂绝。观此，则土精之名，尤可证也。《礼斗威仪》云：下有人参，上有紫气。《春秋运斗枢》云：摇光星散而为人参。人君废山渎之利，则摇光不明，人参不生。观此，则神草之名，又可证矣。

【集解】

《别录》曰：人参生上党山谷及辽东。二月、四月、八月上旬采根，竹刀刮，暴干，无令见风。根如人形者，有神。

〔普曰〕或生邯郸，三月生叶小

锐，枝黑。茎有毛。三月、九月采根。根有手足、面目如人者，神。

〔弘景曰〕上党在冀州西南，今来者形长而黄，状如防风，多润实而甘。俗乃重百济者，形细而坚白，气味薄于上党者。次用高丽者，高丽即是辽东，形大而虚软，不及百济，并不及上党者。其草一茎直上，四五叶相对生，花紫色。高丽人作《人参赞》云：三桠五叶，背阳向阴。欲来求我，椵树相寻。椵，音贾，树似桐，甚大，荫广则多生，采作甚有法。今近山亦有，但作之不好。

〔恭曰〕人参见用多是高丽、百济者，潞州太行紫团山所出者，谓之紫团参。

〔保升曰〕今沁州、辽州、泽州、箕州、平州、易州、檀州、幽州、妫州、并州并出人参，盖其山皆与太行连亘相接故也。

〔珣曰〕新萝国所贡者，有手足，状如人形，长尺余，以杉木夹定，红丝缠饰之。又沙州参，短小，不堪用。

〔颂曰〕今河东诸州及泰山皆有之，又有河北榷场及闽中来者，名新萝人参，俱不及上党者佳。春生苗，多于深山背阴，近椵漆下湿润处。初生小者三四寸许，一桠五叶；四五年后生两桠五叶，未有花茎；至十年后生三桠；年深者生四桠，各五叶。中心生一茎，俗名百尺杵。三月、四月有花，细小如粟，蕊如丝，紫白色。秋后结子，或七八枚，如大豆，生青，熟红，自落。根如人形者，神。泰山出者，叶干青，根白，殊别。江淮间出一种土人参，苗长一二尺，叶如匙而小，与桔梗相似，相对生，生五七节。根亦如桔梗而柔，味极甘美。秋生紫花，又带青色。春秋采根，土人或用之。相传欲试上党参，但使二人同走，一含人参，一空口，度走三五里许，其不含人参者，必大喘；含者，气息自如，其人参乃真也。

〔宗奭曰〕上党者，根颇纤长，根下垂，有及一尺余者，或十歧者，其价与银等，稍为难得。土人得一窠，则置板上，以新彩绒饰之。

〔嘉谟曰〕紫团参，紫色稍扁；百济参，白坚且圆，名白条参，俗名羊角参；辽东参，黄润纤长有须，俗名黄参，独胜；高丽参，近紫体虚；新萝参，亚黄味薄。肖人形者，神；其类鸡腿者，力洪。

〔时珍曰〕上党，今潞州也。民以人参为地方害，不复采取。今所用者。皆是辽参。其高丽、百济、新萝三国，今皆属于朝鲜矣。其参犹来中国互市，亦可收子，于十月下种，如种菜法。秋冬采者，坚实；春夏采者，虚软，非地产有虚实也。辽参，连皮者，黄润色如防风；去皮者，坚白如粉；伪者，皆以沙参、荠苨、桔梗采根造作乱之。沙参，体虚无心而味淡；荠苨，体虚无心；桔梗，体坚有心而味苦；人参，体实有心而味甘，微带苦，自有余味，俗名金井玉阑也。其似人形者，谓之孩儿参，尤多赝伪。宋苏颂《图经本草》所绘潞州者，三桠五叶，真人参也；其滁州者，乃沙参之苗叶；沁州、兖州者，皆荠苨之苗叶。其所云江淮土人参者，亦荠苨也，并失之详审。今潞州者尚不可得，则他处者尤不足信矣。近又有薄夫以人参先浸取汁自啜，乃晒干复售，谓之汤参，全不任用，不可不察。考月池翁，讳言闻，字子郁，衔太医吏目。尝著《人参传》上、下卷甚详，不能备录，亦略节要语于下条云尔。

【修治】

〔弘景曰〕人参易蛀蚛，唯纳新器中密封。可经年不坏。

〔炳曰〕人参频见风日则易蛀，惟用盛过麻油瓦罐，泡净焙干。入华阴细辛，与参相间收之，密封，可留经年。一法：用淋过灶灰，晒干罐收，亦可。

〔李言闻曰〕人参生时背阳，故不喜见风日。凡生用，宜㕮咀；熟用，宜隔纸焙之，或醇酒润透。㕮咀、焙熟用，并忌铁器。

根

【气味】

甘，微寒，无毒。

《别录》曰：微温。

〔普曰〕神农：小寒；桐君、雷公：苦；黄帝、岐伯：甘，无毒。

〔元素曰〕性温，味甘、微苦，气味俱薄，浮而升，阳中之阳也。又曰：阳中微阴。

〔之才曰〕茯苓、马蔺为之使，恶溲疏、卤咸，反藜芦。一云：畏五灵脂，恶皂荚、黑豆，动紫石英。

〔元素曰〕人参得升麻引用，补上焦之元气，泻肺中之火；得茯苓引用，补下焦之元气，泻肾中之火。得麦门冬，则生脉；得干姜，则补气。

〔杲曰〕得黄耆、甘草，乃甘温除大热，泻阴火，补元气，又为疮家圣药。

〔震亨曰〕人参入手太阴。与藜

芦相反，服参一两，入黎芦一钱，其功尽废也。

〔言闻曰〕东垣李氏理脾胃，泻阴火，交泰丸内用人参、皂荚，是恶而不恶也。古方疗月闭，四物汤加人参、五灵脂，是畏而不畏也。又疗痰在胸膈，以人参、黎芦同用而取通越，是激其怒性也。此皆精微妙奥，非达权衡者不能知。

【主治】

补五脏，安精神，定魂魄，止惊悸，除邪气，明目开心益智。久服轻身延年（《本经》）。

疗肠胃中冷，心腹鼓痛，胸胁逆满，霍乱吐逆，调中，止消渴，通血脉，破坚积，令人不忘（《别录》）。

主五劳七伤，虚损痰弱，止呕哕，补五脏六腑，保中守神。消胸中痰，治肺痿及痫疾，冷气逆上，伤寒不下食，凡虚而多梦纷纭者加之（甄权）。

止烦躁，变酸水（李珣）。

消食开胃，调中治气，杀金石药毒（大明）。

治肺胃阳气不足，肺气虚促，短气少气，补中缓中，泻心、肺、脾、胃中火邪，止渴生津液（元素）。

治男、妇一切虚症，发热自汗，眩晕头痛，反胃吐食，痎疟，滑泻久痢，小便频数淋沥，劳倦内伤，中风中暑，痿痹，吐血、嗽血、下血、血淋、血崩，胎前、产后诸病（时珍）。

【发明】

〔弘景曰〕人参为药切要，与甘草同功。

〔杲曰〕人参甘温，能补肺中元气，肺气旺则四脏之气皆旺，精自生而形自盛，肺主诸气故也。张仲景云：病人汗后身热、亡血、脉沉迟者，下痢身凉、脉微、血虚者，并加人参。古人血脱者益气，盖血不自生，须得生阳气之药乃生，阳生则阴长，血乃旺也。若单用补血药，血无由而生矣。《素问》言：无阳则阴无以生，无阴则阳无以化。故补气须用人参，血虚者亦须用之。本草十剂云：补可去弱，人参、羊肉之属是也。盖人参补气，羊肉补形，形气者，有无之象也。

〔好古曰〕洁古老人言：以沙参代人参，取其味甘也。然人参补五脏之阳，沙参补五脏之阴，安得无异？虽云补五脏，亦须各用本脏药相佐使引之。

〔言闻曰〕人参生用气凉，熟用气温；味甘补阳，微苦补阴。气主生物，本乎天；味主成物，本乎地。气味生成，阴阳之造化也。凉者，高秋清肃之气，天之阴也，其性降；温者，阳春生，发之气，天之阳也，其性升。甘者，湿土化成之味，地之阳也，其性浮；微苦者，火土相生之味，地之阴也，其性沉。人参气味俱薄，气之薄者，生降熟升；味之薄者，生升熟降。如土虚火旺之病，则宜生参，凉薄之气，以泻火而补土，是纯用其气也；脾虚肺怯之病，则宜熟参，甘温之味，以补土而生金，是纯用其味也。东垣以相火乘脾，身热而烦，气高而喘，头痛而渴，脉洪而大者，用黄檗佐人参。孙真人治夏月热伤元气，人汗大泄，欲成痿厥，用生脉散，以泻热火而救金水。君以人参之甘凉，泻火而补元气；臣以麦门冬之苦甘寒，清金而滋水源，佐以五味子之酸温，生肾精而收耗气。此皆补天元之真气，非补热火也。白飞霞云：人参炼膏服，回元气于无何有之乡。凡病后气虚及肺虚嗽者，并宜之。若气虚有火者，合天门冬膏对服之。

【正误】

〔敩曰〕夏月少使人参，发心痃大病。

〔好古曰〕人参甘温，补肺之阳，泄肺之阴。肺受寒邪，宜此补之；肺受火邪，则反伤肺，宜以沙参代之。

〔王纶曰〕凡酒色过度，损伤肺肾真阴，阴虚火动，劳嗽吐血、咳血等症，勿用之。盖人参入手太阴能补火，故肺受火邪者忌之。若误服参、耆甘温之济，则病日增；服之过多，则死，不可治。盖甘温助气，气属阳，阳旺则阴愈消；惟宜苦甘寒之药，生血降火。世人不识，往往服参、耆为补，而死者多矣。

〔言闻曰〕孙真人云：夏月服生脉散、肾沥汤三济，则百病不生。李东垣亦言生脉散、清暑益气汤，乃三伏泻火益金之圣药，而雷敩反谓发心痃久患非矣。痃乃脐旁积气，非心病也。人参能养正破坚积，岂有发痃之理？观张仲景治腹中寒气上冲，有头足，上下痛不可触近，呕不能食者，用大建中汤，可知矣。又海藏王好古言人参补阳泄阴，肺寒宜用，肺热不宜用。节斋王纶因而和之，谓参、耆能补肺火，阴虚火动失血诸病，多服必死。二家之说皆偏矣。夫人参能补元阳，生阴血，而泻阴火，东垣李氏之说也明矣。仲景张氏言：亡血血虚者，并加人参；又言：肺寒者，去人参，加干姜，无令气壅。丹溪朱氏亦言虚火可补，参、耆之属；实火可泻，芩、连之属。二家不察三氏之精微，而谓人参补火，谬哉。夫火与元气不两立，元气胜则邪火退。人参既补元气而又补邪火，是反复之小人矣，何以与甘草、苓、术谓之四君子耶？虽然，三家之言不可尽废也。惟其语有滞，故守之者，泥而执一，遂视人参加蛇、蝎则不可也。凡人面白、面黄、面青黧悴者，皆脾、肺、肾气不足，可用也；面赤、面黑者，气壮神强，不可用也。脉之浮而芤、濡、虚、大、迟缓无力，沉而迟、涩、弱、细、结、代无力者，皆虚而不足，可用也；若弦长紧实、滑数有力者，皆火郁内实，不可用也。洁古谓喘嗽勿用者，痰实气壅之喘也；若肾虚气短喘促者，必用也。仲景谓肺寒而咳勿用者，寒束热邪，壅郁在肺之咳也；若自汗恶寒而咳者，必用也。东垣谓久病郁热在肺勿用者，乃火郁于内，宜发不宜补也；若肺虚火旺，气短自汗者，必用也。丹溪言诸痛不可骤用者，乃邪气方锐，宜散不宜补也；若里虚吐利及久病胃弱，虚痛喜按者，必用也。节斋谓阴虚火旺勿用者，乃血虚火亢能食，脉弦而数，凉之则伤胃，温之则伤肺，不受补者也。若自汗气短，肢寒脉虚者，必用也。如此详审，则人参之可用、不可用，思过半矣。

〔机曰〕节斋、王纶之说，本于海藏王好古，但伦又过于矫激。丹溪言虚火可补，须用参、芪。又云阴虚潮热，喘嗽吐血，盗汗等证，四物加人参、黄檗、知母。又云好色之人，肺肾受伤，咳嗽不愈，琼玉膏主之。又云肺肾虚极者，独参膏主之。是知阴虚劳瘵之症，未尝不用人参也。节斋，私淑丹溪者也，而乃相反如此。斯言一出，印定后人眼目。凡遇前症，不问病之宜用不宜，辄举以藉口。致使良工掣肘，惟求免夫病家之怨。病家亦以此说横之胸中，甘受苦寒，虽至上呕下泄，去死不远，亦不悟也。古今治劳莫过于葛可久，其独参汤、保真汤，何尝废人参而不用耶？节斋之说，诚未之深思也。

〔杨起曰〕人参功载本草，人所共知。近因病者吝财薄医，医复算本惜费，不肯用参疗病，以致轻者至重，重者至危。然有肺寒、肺热、中满、血虚四症，只宜散寒、消热、消胀、补营，不用人参，其说近是；殊不知各加人参内，护持元气，力助群药，其功更捷。若曰气无补法，则谬矣。古方治肺寒以温肺汤，肺热以清肺汤，中满以分消汤，血虚以养营汤，皆有人参在焉。所谓邪之所辏，其气必虚。

又曰养正邪自除，阳旺则生阴血，贵在配合得宜尔。庸医每谓人参不可轻用，诚哉庸也。好生君子，不可轻命薄医，医亦不可计利不用。书此奉勉，幸勿曰迂。

【附方】旧九，新六十八。

人参膏用人参十两。细切，以活水二十盏浸透，入银石器内，桑柴火缓缓煎取十盏，滤汁，再以水十盏，煎取五盏，与前汁合煎成膏，瓶收。随病作汤使。丹溪云：多欲之人，肾气衰惫，咳嗽不止，用生姜、橘皮煎汤，化膏服之。浦江郑兄，五月患痢，又犯房室，忽发昏运，不知人事，手撒目暗，自汗如雨，喉中痰鸣如拽锯声，小便遗失，脉大无伦，此阴亏阳绝之症也。予令急煎大料人参膏，仍与灸气海十八壮，右手能动，再三壮，唇口微动，遂与膏服一盏，半夜后服三盏，眼能动，尽三斤，方能言而索粥，尽五斤而痢止，至十斤而全安，若作风治则误矣。一人背疽，服内托十宣药已多，脓出作呕，发热，六脉沉数有力，此溃疡所忌也。遂与大料人参膏，入竹沥饮之，参尽一十六斤，竹伐百余竿，而安。后经旬余，值大风拔木，疮起有脓，中有红线一道，过肩胛，抵右肋。予曰：急作参膏，以芎、归、橘皮作汤，入竹沥、姜汁饮之。尽三斤而疮溃，调理乃安。若痈疽溃后，气血俱虚，呕逆不食，变症不一者，以参、耆、归、术等分，煎膏服之，最妙。

治中汤〔颂曰〕张仲景治胸痹，心中痞坚，留气结胸，胸满，胁下逆气抢心，治中汤主之。即理中汤，人参、术、干姜、甘草各三两。四味以水八升，煮三升，每服一升，日三服，随症加减。此方自晋宋以后至唐名医，治心腹病者，无不用之，或作汤，或蜜丸，或为散，皆有奇效。胡洽居士治霍乱，谓之温中汤。陶隐居《百一方》云：霍乱余药乃或难求，而治中汤、四顺汤、厚朴汤不可暂缺，常须预合自随也。唐石泉公王方庆云：数方不惟霍乱可医，诸病皆疗也。四顺汤，用人参、甘草、干姜、附子（炮）各二两。水六升，煎二升半，分四服。

四君子汤治脾胃气虚，不思饮食，诸病气虚者，以此为主。人参一钱，白术二钱，白茯苓一钱，炙甘草五分，姜三片，枣一枚。水二钟，煎一钟，食前温服。随症加减。（《和济局方》）

开胃化痰不思饮食，不拘大人、小儿。人参（焙）二两，半夏（姜汁

浸，焙）五钱。为末，飞萝面作糊丸绿豆大。食后姜汤下三五十丸，日三服。　《圣惠方》：加陈橘皮五钱。(《经验方》)

胃寒气满不能传化，易饥不能食。人参（末）二钱，生附子（末）半钱，生姜二钱。水七合，煎二合，鸡子清一枚，打转，空心服之。(《圣济总录》)

脾胃虚弱不思饮食。生姜半斤（取汁），白蜜十两，人参（末）四两。银锅煎成膏。每米饮调服一匙。(《普济方》)

胃虚恶心或呕吐有痰。人参一两。水二盏，煎一盏，入竹沥一杯，姜汁三匙，食远温服，以知为度。老人尤宜。(《简便方》)

胃寒呕恶不能腐熟水谷，食即呕吐。人参、丁香、藿香各二钱半，橘皮五钱，生姜三片。水二盏，煎一盏，温服。(《拔萃方》)

反胃呕吐饮食入口即吐，困弱无力，垂死者。上党人参三大两（拍破）。水一大升，煮取四合，热服，日再。兼以人参汁，入粟米、鸡子白、薤白，煮粥，与啖。李直方司勋，于汉南患此，两月余，诸方不瘥。遂与此方，当时便定。后十余日，遂入京师。绛每与名医论此药，难可为俦也。(李绛《兵部手集》)

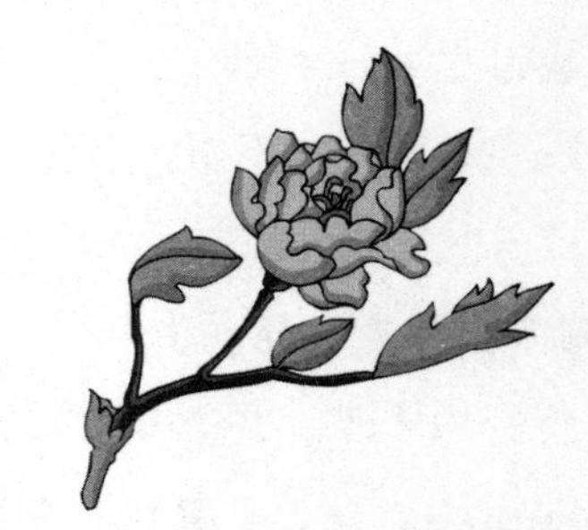

食入即吐人参半夏汤：用人参一两，半夏一两五钱，生姜十片。水一斗，以勺扬二百四十遍，取三升，入白蜜三合，煮一升半，分服。（张仲景《金匮方》)

霍乱呕恶人参二两，水一盏半，煎汁一盏，入鸡子白一枚，再煎温服。一加丁香。(《卫生家宝方》)

霍乱烦闷人参五钱，桂心半钱。水二盏，煎服。(《圣惠方》)

霍乱吐泻烦燥不止。人参二两，橘皮三两，生姜一两。水六升，煮三升，分三服。(《圣济总录》)

妊娠吐水酸心腹痛，不能饮食。人参、干姜（炮）等分。为末，以生地黄汁和丸梧子大。每服五十丸，米汤下。(《和剂局方》)

阳虚气喘自汗盗汗，气短头运。人参五钱，熟附子一两。分为四帖，每帖以生姜十片，流水二盏，煎一盏，

食远温服。(《济生方》)

喘急欲绝上气鸣息者。人参末，汤服方寸匕，日五六服，效。(《肘后方》)

产后发喘乃血入肺窍，危症也。人参（末）一两，苏木二两。水二碗，煮汁一碗，调参末服，神效。(《圣惠方》)

产后血运人参一两，紫苏半两。以童尿、酒、水三合，煎服。(《医方摘要》)

产后不语人参、石菖蒲、石莲肉等分。每服五钱，水煎服。(《妇人良方》)

产后诸虚发热自汗。人参、当归等分。为末，用猪腰子一个，去膜，切小片，以水三升，糯米半合，葱白二茎，煮米熟，取汁一盏，入药煎至八分，食前温服。(《永类方》)

产后秘塞出血多。以人参、麻子仁、枳壳（麸炒）。为末，炼蜜丸梧子大。每服五十丸，米饮下。(《济生方》)

横生倒产人参（末）、乳香（末）各一钱，丹砜（末）五分。研匀，鸡子白一枚，入生姜自然汁三匙，搅匀，冷服，即母子俱安，神效，此施汉卿方也。(《妇人良方》)

开心益智人参（末）一两，炼成豮猪肥肪十两。以醇酒和匀。每服一杯，日再服。服至百日，耳目聪明，骨髓充盈，肌肤润泽，日记千言，兼去风热痰病。(《千金方》)

闻雷即昏一小儿七岁，闻雷即昏倒，不知人事，此气怯也。以人参、当归、麦门冬各二两，五味子五钱。水一斗，煎汁五升；再以水五升，煎滓，取汁二升，合煎成膏。每服三匙，白汤化下。服尽一斤，自后闻雷自若矣。(杨起《简便方》)

忽喘闷绝方见大黄下。

离魂异疾有人卧则觉身外有身一样无别，但不语。盖人卧则魂归于肝，此由肝虚邪袭，魂不归舍，病名曰离魂。用人参、龙齿、赤茯神各一钱，水一盏，煎半盏，调飞过朱砂末一钱，睡时服。一夜一服，三夜后，真者气爽，假者即化矣。(夏子益《怪症奇疾方》)

怔忡自汗心气不足也。人参半两，当归半两。用豮猪腰子二个，以水二碗，煮至一碗半，取腰子细切，人参、当归同煎至八分，空心吃腰子，以汁送下。其滓，焙干为末，以山药末作糊丸绿豆大。每服五十丸，食远枣汤下，不过两服即愈。此昆山神济大师

方也，一加乳香二钱。（王璆《百一选方》）

心下结气凡心下硬，按子则无，常觉膨满，多食则吐，气引前后，噫呃不除，由思虑过多，气不以时而行则结滞，谓之结气。人参一两，橘皮（去白）四两。为末，炼蜜丸梧子大，每米饮下五六十丸。（《圣惠方》）

房后困倦人参七钱，陈皮一钱。水一盏半，煎八分，食前温服，日再服，千金不传。（赵永庵方）

虚劳发热愚鲁汤：用上党人参、银州柴胡各三钱，大枣一枚，生姜三片。水一钟半，煎七分，食远温服，日再服，以愈为度。（《奇效良方》）

肺热声哑人参二两，诃子一两。为末，噙咽。（《丹溪摘玄》）

肺虚久咳人参（末）二两，鹿角胶（炙，研）一两。每服三钱，用薄荷、豉汤一盏，葱少许，入铫子煎一二沸，倾入盏内。遇咳时，温呷三五口，甚佳。（《食疗本草》）

止嗽化痰人参（末）一两，明矾二两。以酽醋二升，熬矾成膏，入参末、炼蜜和收。每以豌豆大一丸，放舌下，其嗽即止，痰自消。（《简便方》）

小儿喘咳发热自汗吐红，脉虚无力者。人参、天花粉等分。每服半钱，蜜水调下，以瘥为度。（《经济方》）

喘咳嗽血咳喘上气，喘急，嗽血吐血，脉无力者。人参末。每服三钱，鸡子清调之，五更初服便睡，去枕仰卧，只一服愈。年深者，再服。咯血者，服尽一两，甚好。一方以乌鸡子水磨千遍，自然化作水，调药尤妙。忌醋、咸、腥、酱、面酢、醉饱，将息乃佳。（沈存中《灵苑方》）

咳嗽吐血人参、黄耆、飞萝面各一两，百合五钱。为末，水丸梧子大。每服五十丸，食前茅根汤下。《朱氏集验方》：用人参、乳香、辰砂等分。为末，乌梅肉和丸弹子大。每白汤化下一丸，日一服。

虚劳吐血甚者，先以十灰散止之，其人必困倦，法当补阳生阴，独参汤主之。好人参一两，肥枣五枚。水二钟，煎一钟服，熟睡一觉，即减五六，继服调理药。（葛可久《十药神书》）

吐血下血因七情所感，酒色内伤，气血妄行，口鼻俱出，心肺脉散，血如涌泉，须臾不救。用人参（焙）、侧柏叶（蒸，焙）、荆芥穗（烧存性）各五钱。为末。用二钱，入飞萝面二钱，以新汲水调如稀糊，服，少倾再啜，一服立止。（华陀《中藏经》）

衄血不止人参、柳枝（寒食采者）等分。为末。每服一钱，东流水服，日三服。无柳枝，用莲子心。（《圣济总录》）

齿缝出血人参、赤茯苓、麦门冬各二钱。水一钟，煎七分，食前温服，日再。苏东坡得此，自谓神奇。后生小子多患此病，予累试之，累如所言。（《谈野翁试效方》）

阴虚尿血人参（焙）、黄耆（盐水炙）等分。为末。用红皮大萝卜一枚，切作四片，以蜜二两，将萝卜逐片蘸炙，令干再炙，勿令焦，以蜜尽为度。每用一片，蘸药食之，仍以盐汤送下，以瘥为度。（《三因方》）

沙淋石淋方同上。

消渴引饮人参为末，鸡子清调服一钱，日三四服。《集验》：用人参、瓜蒌根等分。生研为末，炼蜜丸梧子大。每服百丸，食前麦门冬汤下，日二服，以愈为度。名玉壶丸。忌酒面炙煿。《郑氏家传》消渴方：人参一两，粉草二两。以雄猪胆汁浸炙，脑子半钱。为末，蜜丸芡子大。每嚼一丸，冷水下。《圣济总录》：用人参一两，葛粉二两。为末。发时以燖猪汤一升，入药三钱，蜜二两，慢火熬至三合，状如黑饧，以瓶收之，每夜以一匙含咽，不过三服，取效也。

虚疟发热人参二钱二分，雄黄五钱。为末，端午日用粽尖捣丸梧子大。发日侵晨，井华水吞下七丸，发前再服。忌诸般热物，立效。一方：加神曲等分。（《丹溪纂要》）

冷痢厥逆六脉沉细。人参、大附子各一两半。每服半两，生姜十片，丁香十五粒，粳米一撮。水二盏，煎七分，空心温服。（《经验方》）

下痢噤口人参、莲肉各三钱。以井华水二盏，煎一盏，细细呷之。或加姜汁炒黄连三钱。（《经验良方》）

老人虚痢不止，不能饮食。上党人参一两，鹿角（去皮，炒研）五钱。为末。每服方寸匕，米汤调下，日三服。（《十便良方》）

伤寒坏症凡伤寒时疫，不问阴阳。老幼妊妇，误服药饵，困重垂死，脉沉伏，不省人事，七日以后，皆可服之，百不失一。此名夺命散，又名复脉汤。人参一两，水二钟，紧火煎一钟，以井水浸冷服之，少顷鼻梁有汗出，脉复立瘥。苏韬光侍郎云：用此救数十人。予作清流宰，县倅申屠行辅之子妇，患时疫三十余日，已成坏病，令服此药而安。（王璆《百一选方》）

伤寒厥逆身有微热，烦躁，六脉沉细微弱，此阴极发躁也。无忧散：用人参半两。水一钟，煎七分，调牛胆南星末二钱，热服，立苏。（《三因方》）

夹阴伤寒先因欲事，后感寒邪，阳衰阴盛，六脉沉伏，小腹绞痛，四肢逆冷，呕吐清水，不假此药，无以回阳。人参、干姜（炮）各一两，生附子一枚（破作八片）。水四升半，煎一升，顿服。脉出身温，即愈。（吴绶《伤寒蕴要》）

筋骨风痛人参四两（酒浸三日，晒干），土茯苓一斤，山慈姑一两。为末，炼蜜丸梧子大。每服一百丸，食前米汤下。（《经验方》）

小儿风痫瘛疭。用人参、蛤粉、辰砂等分。为末，以豭猪心血和丸绿豆大。每服五十丸，金银汤下，一日二服，大有神效。（《卫生宝鉴》）

脾虚慢惊黄耆汤，见黄耆发明下。

痘疹险症保元汤，见黄耆发明下。

惊后瞳斜小儿惊后瞳人不正者。人参、阿胶（糯米炒成珠）各一钱。水一盏，煎七分，温服，日再服。愈乃止，效。（《直指方》）

小儿脾风多用。人参、冬瓜仁各半两，南星一两。浆水煮过，为末。每用一钱，水半盏，煎二分，温服。（《本事方》）

酒毒目盲一人形实，好饮热酒，忽病目盲而脉涩，此热酒所伤，胃气污浊，血死其中而然。以苏木煎汤，调人参末一钱服。次日鼻及两掌皆紫黑，此滞血行矣。再以四物汤，加苏木、桃仁、红花、陈皮，调人参末服，数日而愈。（《丹溪纂要》）

酒毒生疽一妇嗜酒，胸生一疽，脉紧而涩。用酒炒人参、酒炒大黄等分。为末。姜汤服一钱，得睡，汗出而愈。效。（《丹溪医案》）

狗咬风伤肿痛。人参，置桑柴炭上烧存性，以碗覆定，少顷为末，掺之，立瘥。（《经验方》）

蜈蚣咬伤嚼人参涂之。（《医学集成》）

蜂虿螫伤人参末傅之。（《证治要诀》）

胁破肠出急以油抹入，煎人参、枸杞汁淋之，内吃羊肾粥，十日愈。（危氏《得效方》）

气奔怪疾方见虎杖。

芦

【气味】

苦，温，无毒。

【主治】

吐虚劳痰饮（时珍）。

【发明】

〔吴绶曰〕人弱者，以人参芦代瓜蒂。

〔震亨曰〕人参入手太阴，补阴中之阳；芦，则反能泻太阴之阳。亦如麻黄，苗，则发汗；根，则止汗。谷属金而糠之性热，麦属阳而麸之性凉。先儒谓物物具一太极，学者可不触类而长之乎？一女子性躁味厚，暑月因怒而病呃，每作则举身跳动，昏冒不知人。其形气俱实，乃痰因怒郁，气不得降，非吐不可。遂以人参芦半两，逆流水一盏半，煎一大碗饮之，大吐顽痰数碗，大汗昏睡一日而安。又一人作劳发疟，服疟药变为热病，舌短痰嗽，六脉洪数而滑，此痰蓄胸中，非吐不愈。以参芦汤，加竹沥二服，涌出胶痰三块，次与人参、黄耆、当归煎服，半月乃安。